KOLAIMNI
A CURA PELA LUZ

Mechi

KOLAIMNI
A CURA PELA LUZ

Livro I
Princípios Gerais

Livro II
Guia Prático

Ilustrações
PATRICIA HERY KEELER

Tradução
CARLOS AUGUSTO LEUBA SALUM
ANA LÚCIA FRANCO

EDITORA PENSAMENTO
São Paulo

Título dos originais:
Kolaimni Series, Handbook One: Connecting with the Healing Light
Kolaimni Series, Handbook Two: Advanced Book for the Light Healer

Edição	Ano
1-2-3-4-5-6-7-8-9	95-96-97-98-99

Impresso em nossas oficinas gráficas.

A autora e o editor oferecem este material para ajudar você a expandir a sua consciência do universo e a sua posição única dentro dele. Ele não é apresentado como um substituto para o tratamento médico, nem como aconselhamento médico. É essencial que o leitor, ao suspeitar que ele mesmo ou qualquer outra pessoa esteja doente, procure atendimento médico apropriado.

Sumário

LIVRO I — PRINCÍPIOS GERAIS

Nota introdutória 15
Sobre a Autora 17
Sobre o conhecimento e a sabedoria 19
Prefácio 21
Ajuda ao aluno 22
Introdução ao Kolaimni 25
Querido aluno 29
Centros de energia usados no Kolaimni 32
Nossos corpos 33
- Corpo espiritual 33
- Corpo astral 33
- Corpo etérico 34
- Corpo carnal 34
- Nosso relacionamento com a Terra 35
- Energia vital 35
- Energia de cura 36
- Vendo e sentindo o corpo etérico 36
- Não é a aura! 37
- Centros de energia 38
- Vamos falar sobre centros ou chakras 39
- Como abrir um centro 40
- Como fechar um centro 40

O valor da visualização 41
- O exercício da laranja 41

Cura Kolaimni básica 46
Preparação e elevação das vibrações do corpo........... 46
Posição........................ 47
Centrando........................ 47
Pés e pernas 48
Joelhos 48
Coxas 48
Abdômen 49
Garganta........................ 52
Rosto 53
Nariz........................ 53
Ouvidos e olhos 53
Testa........................ 54
Centro do terceiro olho 55
Centro da coroa 55
Quando o paciente não consegue se virar 56
Quando você trabalha nas costas 56
Pés e pernas 57
Centro da raiz........................ 57
Espinha........................ 58
Outras áreas das costas 58
Cérebro básico 59
Cabeça e centro coronal (atrás) 60
A bênção 60
Limpeza........................ 61
Procedimento........................ 64

Cura emocional 68
Procedimento........................ 72

Cura a distância........................ 74
Pedindo permissão para curar os outros 74
Procedimento........................ 78

Cura a distância em grupo 81
Como proceder no caso de cura a distância em grupo..... 84

Autocura 86
Procedimento.. 88

Energia para si mesmo 89
Procedimento.. 91

Mudanças de humor 93
Procedimento.. 94

Descontração.. 95
Procedimento.. 97

Preocupação 98
Procedimento.. 100

Redução da dor 103
Procedimento.. 106

Alegria... 109
Meditação da alegria 110
Preces de além das dimensões 112
Prece da manhã.. 112
Prece do agente de cura 113
Prece... 113
Aprendendo as lições de cor................................... 114
Algumas diretrizes a serem lembradas 116

Excertos das transmissões de Lothar

"Sobre o conhecimento e a sabedoria" 19
"Vamos ser mais específicos" 23
"Difícil de visualizar" 39
"O poder do Kolaimni e a mistura com outras curas" .. 44
"Obediência à iluminação" 46
"Sozinho, não..." 63
"Todos precisam de cura emocional" 70
"Cura a distância" 75
"Toda essa energia está em vibrações mais altas" 90

"Recolha-se para o solstício do inverno" 99
"Nunca queremos suportar mais dor" 104
"Dúvidas, dúvidas, Mechi?" 115

LIVRO II — GUIA PRÁTICO
Prefácio 121
Uma mensagem de Mechi 123

Entrando no corpo 127
Cavidade abdominal 130
Pulmões 132
Cérebro 133
Coração 136

O alívio da dor 140
Cura da parte superior do corpo 141
Dor na parte inferior do corpo 144
Dor abdominal 145
Procedimento 149

Coração/Garganta 154
Procedimento 158

Hipertensão 161
Procedimento 165

Problemas respiratórios 169
Procedimento 175

Ossos quebrados, torções, problemas nas costas 179
Hora de praticar 181
Torções 183
Dor nas costas 185
Procedimento 194

Sangramento 200
Hora de praticar — Sangramento 200

Cortes 202
Sangramentos no nariz 204
Procedimento 208

Primeiros socorros 210
Acidentes graves — Envolvimento total do corpo 210
Ferimentos dentro do corpo 216
Como praticar primeiros socorros em você mesmo e com um parceiro 217
Procedimento 219

Memória coletiva (medo) 223
Procedimento 229

Cura a distância (candelabro) 232
Procedimento 234

Globo de Luz 235

Encerramento 237
Glossário 238

Livro I

"Entrando em conexão com a luz que cura"

O primeiro de uma série de ensinamentos que mudarão, para sempre, a sua percepção da vida.

Nota introdutória

"Kolaimni" — entrar em conexão com a Luz — é a própria simplicidade e amor, pois refresca a nossa memória e nos ensina novamente a nossa relação com a Terra e com os outros, e a nossa ligação com a Totalidade.

Ele acompanha o conhecimento que trazemos conosco desde o início.

Esse conhecimento de luz, vida e amor foi canalizado através de uma mulher encantadora chamada "Mechi", que dedicou sua vida a trazer essa sabedoria, em sua simplicidade, para a nossa dimensão. Seus escritos são mensagens de amplo alcance para a nova era.

Seu lar é Appalachia onde, desde 1981, ela tem sido o canal para revelações e instruções espirituais. Mechi já treinou centenas de alunos e professores. Seus alunos vivem calmamente suas vidas, ajudando, ao mesmo tempo, a todos os que pedem ajuda.

Atualmente, há praticantes do Kolaimni em muitas cidades dos Estados Unidos, que pouco se expõem ao público, mas que trazem a essência desses conhecimentos a todos os que precisam.

Este livro é a primeira de uma série de mensagens para os filhos da Luz desta era.

... Alguém que busca

Sobre a Autora

Patricia Garza (Mechi) já viveu tantas vidas durante esta existência que não nos surpreende que seja o canal para o método de cura Kolaimni ou que tenha um mestre espiritual, uma mente superior chamada Lothar, com bastante senso de humor; ou ainda que tenha transcrito esclarecimentos espirituais desse mestre suficientes para encher cinco volumes enormes. Tampouco nos surpreende saber que ela é mãe de sete filhos, esposa de um dançarino/artista talentoso; morou no México, na Irlanda, em Oklahoma e no Texas, entre outros lugares; escreveu livros, trabalhou ativamente em todos os veículos de comunicação e, por muitos anos, dedicou seus talentos ao ensino e ao serviço social.

O que poucos sabem é que Mechi é uma índia americana de Choctaw, descendente de Cherokee e integrante ativa do grupo intertribal Esaw, do qual é das mais antigas integrantes e curandeira. É também dançarina oficial do *pow-wow* anual, promovido pela West Virginia Native American Coalition.

Ela sempre se opôs à publicidade, mas sabe que agora a cura é mais necessária que nunca. Desde 1981, vem servindo de canal para um mestre espiritual chamado Lothar, e esse trabalho deu origem ao material que você vai ler e a muito mais. O leitor encontrará pequenos fragmentos das transmissões originais intercalados nestas páginas. Representam uma história de vida própria. São expressões da sua necessidade de identificar o mestre espiritual — suas dúvidas constantes sobre o que está acontecendo, seu questionamento sobre a validade do material —, e a estafa emocional e o desgaste físico decorrentes de transcrever por horas a fio, ao mesmo tempo em que se dedica a ajudar os outros em tempo integral, revelam ao leitor algumas das ansiedades que coexistiram com o trabalho de trazer Kolaimni para esta dimensão.

Mechi não fez nada no sentido de divulgar o trabalho que realizava, mas ele foi se tornando conhecido e ela começou a dar aulas. Muitos dos que buscam vieram e se foram, e todos levaram consigo a sabedoria do Kolaimni. Agora, dez anos depois, as mudanças na Terra aumentam a necessidade da cura pela luz, daí o surgimento deste livro.

Mechi já recebeu insistentes pedidos para escrever a história de sua vida, mas ela diz que há muito tempo para isso. Está ainda na casa dos sessenta e reserva essa tarefa para quando chegar aos noventa. Afirma que há muitos outros livros a serem publicados sobre Kolaimni, sobre a unidade do universo, sobre a vida encarnada e as outras dimensões. Pessoalmente, ela prefere a história da Atlântida, que conta sempre que lhe pedem. Então, por favor, comece...

Patricia Keeler
Organizadora

Sobre o conhecimento e a sabedoria

"O conhecimento não é aquilo que eles procuram. O conhecimento é apenas um subproduto da busca, e a sabedoria é encontrada no próprio processo de busca. Que o conhecimento e a sabedoria sejam descobertos no caminho, e não no final da jornada, é um benefício, mas não uma meta."

"Os que buscam — os que realmente buscam — são os Filhos da Luz e a verdadeira luz é atraída para a verdadeira luz. Aquilo que eles são é o objeto da sua busca — sua meta esperada."

"As pequenas luzes buscam o coração da própria luz e em algum lugar do caminho que leva ao coração de tudo, descobrem que a luz é uma trilogia... uma trindade, a partir da qual tudo é criado, que é tudo e existe em todos os lugares. É Luz, Vida e Amor."

"Na trilogia da Luz, Vida e Amor, a Luz é uma luz viva, feita de puro amor. Luz, Vida e Amor são coisas separadas e diferentes, mas formam, para sempre e completamente, um todo."

Lothar para Mechi...
14 de setembro de 1982

Prefácio

É empolgante redescobrir nossos poderes naturais. Parte dessa empolgação está em reconhecer que a reabilitação do corpo físico, emocional e espiritual é praticada, de alguma forma, em todos os países do mundo e mencionada regularmente nos registros históricos de nossas civilizações. É encontrada no Oriente Médio, no Oriente, na cultura indígena norte-americana, nas culturas maia e sul-americana, nas ilhas inglesas, na África e até mesmo no cristianismo, se você souber como procurar.

Essa reabilitação tem sido chamada de cura psíquica, cura pela energia, cura pela luz, trabalho de polaridade, autocura, milagre, cura pelos sons, cores ou pedras, e assim por diante.

Pode ser uma superação profunda de grandes problemas ou algo tão sutil que parece ser apenas uma técnica de relaxamento. Pode ser usada em outros ou em si mesmo.

É medicinal? Que energia psíquica é aceita como tal na nossa sociedade?

O caminho da descoberta é empolgante e abre configurações de pensamento que mudam verdadeiramente e para sempre a percepção de vida daquele que a descobre.

Continue a ler e abra a sua consciência para Kolaimni, um legado simples e eficaz canalizado através de Lothar para Mechi, para que todos nós o conheçamos.

Ajuda ao aluno

À medida que for lendo sobre a Cura Kolaimni e começar a praticá-la, você terá perguntas e comentários sobre o que está sentindo e sobre o efeito que tem sobre aqueles com quem você a compartilha. Talvez você queira explicações sobre sensações ou falta de sensações. Talvez queira conversar sobre um conjunto específico de instruções. Talvez queira ajudar alguém que passa por um momento difícil e queira saber como dirigir Kolaimni de forma mais específica. Pode ser que você queira apenas compartilhar seus pensamentos. Ou pode ser que queira conversar sobre os diferentes níveis de envolvimento que percebe ou sobre a razão para a existência de Kolaimni.

Se você enviar suas perguntas ou comentários para:

Mechi — Kolaimni
c/o Galaxy Press
3012 Shadyside Road
St. Albans, WV 25177-9519,

Mechi ou algum de seus professores responderão.

"Vamos ser mais específicos: minha tarefa é ensinar a cura física de uma determinada maneira e responder a perguntas sobre o tipo mais elevado de mistérios cósmicos de uma forma muito concreta. Em outras palavras, não dizer apenas 'Você tem de amar a si mesmo' mas dizer o que é esse 'si mesmo', como esse 'eu' funciona no esquema cósmico das coisas, por que deve amar o seu eu e como realmente fazer isso... foi essa a tarefa que recebi. Quase tudo o que ensino está ligado ao ato de trazer a Consciência Cósmica aos termos específicos do cérebro terreno, atrelados por sua vez à compreensão do cérebro terreno. Não se trata de uma compreensão difusa, mas sim de uma compreensão do tipo um-dois-três, completamente nítida.

Mas, para isso, eu precisava de livros didáticos e, portanto, ditei os Manuais, o material da Unidade, o material dos seminários e assim por diante. Depois, eu precisava de professores, e estabeleci um esquema para treiná-los. Não apenas professores de Kolaimni, mas também treinamentos individualizados como os que você mesmo recebeu para que possa prosseguir e compartilhá-los com outros alunos... tudo bem específico. Não apenas sobre como se abrir e se expandir para a luz, mas sobre como *fazer isso* — o que *você está fazendo ao praticar isso, e* como, *especificamente, entrar em conexão com a Hierarquia da Luz ao se abrir dessa maneira..."*

Lothar para um aluno
28 de novembro de 1990

Introdução ao Kolaimni

Qual é a definição de Kolaimni?

Kolaimni é uma palavra que significa "entrar em conexão com a luz", com a luz e a energia universais chamadas Deus, ou a Totalidade, ou o Grande.

O que é Kolaimni?

Kolaimni é uma forma de cura, baseada na lei física natural, que faz uso das próprias vibrações do corpo. Ela permite ao praticante conectar o paciente à luz universal para renovar os poderes de cura do corpo. Curar é um processo criativo que faz parte da natureza. Cada um de nós tem a capacidade inata de curar a si mesmo e de ajudar os outros a conectar à luz universal suas energias de cura.

Preciso mudar minhas crenças?

Kolaimni explica as crenças que já temos, e não é algo que se deva aceitar com fé cega. É algo que você pode realmente experimentar. No Kolaimni, a pessoa não precisa ter nenhum tipo de "crença" para que ele seja eficaz, mas é bom que abra o coração e a mente para a compreensão. Somos corpos físicos entrelaçados com mente e espírito. Kolaimni toca todos os três. Essa conexão afeta tudo o que existe.

Há níveis diferentes de ensinamento Kolaimni?

Sim, e as necessidades da sua vida determinarão o seu interesse. Como iniciante, descobrirá que dar e receber Kolaimni coloca-o num estado descontraído e agradável. Você realmente sente a onda de energia quando a luz flui de suas mãos para o corpo do paciente, vitalizando e equilibrando. Às vezes, seu corpo inteiro vai se aquecer, ou você sentirá um delicioso frescor ou um formigamento, pois você estará fazendo a chamada massagem etérica ou conexão com a Luz, a Cura e a Energia. Mais tarde talvez você queira desenvolver ainda mais seus poderes naturais e aprender a ser mais específico em relação à Luz. Só você poderá saber se isso é bom para você.

Por que o Kolaimni está aqui agora?

A luz e a energia podem modificar a matéria física, sendo útil uma técnica confortável que não usa instrumentos, a não ser a luz, a energia e as mãos que curam. A capacidade de curar e de ajudar os outros é necessária no mundo de hoje.

De onde veio o Kolaimni?

Kolaimni é uma antiga forma de socorro. Esse conhecimento foi trazido a nós, nesta época, através das dimensões, para espalhar a Luz num mundo de escuridão — para trazer apoio físico e emocional, e para estimular o despertar espiritual em direção a um conhecimento maior do que aquele que podemos obter por nós mesmos.

Por que devo me interessar pelo Kolaimni?

As pessoas que praticam o Kolaimni usam a luz para ajudar os doentes, confortar os que se sentem oprimidos pela dor e fortalecer os que estão fracos e desgastados. Mas Kolaimni é mais do que simplesmente dar conforto físico. É aprender a ser espiritualmente mais consciente da vida e de seu próprio meio, e aprender a sentir a unidade da vida que todos compartilhamos.

Como Kolaimni se encaixa na minha vida?

Haja o que houver no seu Plano Divino, você é um indivíduo único, que tem algo maravilhoso para compartilhar. Se está engajado na busca, procurando ensinamentos que o ajudem a compreender como você se encaixa no esquema das coisas, Kolaimni pode abrir o caminho para você.

*

"... Suas dúvidas não são importantes... O importante é que os exercícios que lhe ensinei FUNCIONAM! Você está curando e ajudando as pessoas — isso você pode ver por si mesma. E você está curando e ajudando o planeta..."

Lothar para Mechi
29 de maio de 1981

Querido aluno

Querido e amado aluno:

Vamos começar nossa primeira lição brincando um pouco.

Espero que goste de brincar — que não tenha medo de ser criança, pois a capacidade de rir e de ser jovem por dentro é muito importante para um agente da cura. Se não tem essa capacidade agora, não se preocupe. Depois de ter praticado a cura por algum tempo, ela virá naturalmente.

Costumamos começar nossas aulas olhando através de um octoscópio, que se assemelha a um caleidoscópio, mas sem pedras coloridas. É um brinquedo muito antigo, usado em muitas civilizações. Provavelmente os velhos mágicos da Pérsia divertiam e confundiam os reis daquele antigo império com esse brinquedo. Quando você olha pelo octoscópio, vê a sala à sua volta. Ele não dispõe de nenhum dispositivo mecânico que se possa girar. Para conseguir efeitos diferentes, gire o octoscópio várias vezes em sua mão — ou gire a cabeça, para que possa olhar para outras coisas na sala.

Vemos a sala e as pessoas, mas certamente elas não têm a mesma aparência de sempre. Ilusão? Dificilmente! A sala é real e as pessoas são reais. Só que você as viu de maneira diferente. O que experimentou não foi uma ilusão. Foi uma mudança de percepção.

Os impulsos de luz entraram em seus olhos, mas devido a causas perfeitamente naturais eles se curvaram e se modificaram — as vibrações foram modificadas e você viu as coisas de maneira diferente. Não há nisso nada de estranho, de mágico ou sobrenatural. Duvido que os antigos reis persas pensassem que havia. E é isso que vamos aprender na nossa lição sobre Kolaimni. Não haverá nada estranho, não-natural ou sobrenatural. Você só vai aprender a perceber as coisas de maneira um pouco diferente, só isso.

Essa nova percepção pode lhe abrir horizontes novos e mais amplos. Talvez você comece a ver algumas coisas numa "luz" diferente, mas isso não irá contra nada daquilo que você já sabe. Vai, simplesmente, ajudá-lo a expandir sua compreensão de várias maneiras. E, como no caso do octoscópio, não há nisso nada de mágico, de estranho ou "que não seja deste mundo".

Você vai aprender uma técnica humana, ensinada por seres humanos para ajudar seres humanos. Mas... a sua compreensão se expandirá.

Meus amigos acham que sou uma cética, o próprio "São Tomé". Duvido que seja o *próprio* São Tomé, mas cética eu sou, sob muitos aspectos. E isso é bom. Todos nós deveríamos contar com um certo grau de ceticismo — suficiente para não engolir tudo inteiro, como um pássaro de cérebro pequeno engoliria uma minhoca, por maior e menos saborosa que fosse. Mas talvez todas as minhocas sejam saborosas para os pássaros. Mmmm, interessante!

Mas, voltando ao assunto, tenho uma maneira de querer acreditar naquilo que vejo, ouço, sinto e, em geral, experimento. Acho que os outros professores também têm. Portanto, quase tudo que ensinamos nestas aulas foi visto, sentido, ouvido e experimentado por nós. Queremos ter também a prova dos seus sentidos, assim como já temos a prova dos nossos. Nós o ajudaremos a aprender a sentir e a ouvir, a ver e a experimentar várias coisas que podem ser novas para você.

Se usados adequadamente e com compreensão, nenhum de nossos ensinamentos poderá ferir a você ou a qualquer outra pessoa, de maneira alguma.

Nós vamos lhe ensinar apenas algumas coisas sobre crescer — algumas coisas sobre *expandir* seus sentidos. Seja paciente com você mesmo. Alguns de vocês nasceram sabendo dançar. Outros aprenderam devagar. Sua capacidade de captar visões e sensações nada tem que ver com a sua eficiência no trabalho. Pessoas que me deram um maravilhoso Kolaimni disseram que sentiam muito pouco ou nada nas mãos. Treinei outros praticantes, realmente habilidosos, que não conseguiam ver o corpo etérico. Nada disso é importante. E nada disso é difícil. Em geral, quando você pensa que não vê ou não sente, simplesmente não está seguro sobre o que deveria ver ou sentir.

Aliás, isso é muito mais fácil do que aprender a dançar. Algumas pessoas, eu inclusive, nunca aprendem a dançar muito bem, mas todos podem aprender como ajudar e curar com o Kolaimni.

Com amor,
Mechi

Centros de energia usados no Kolaimni

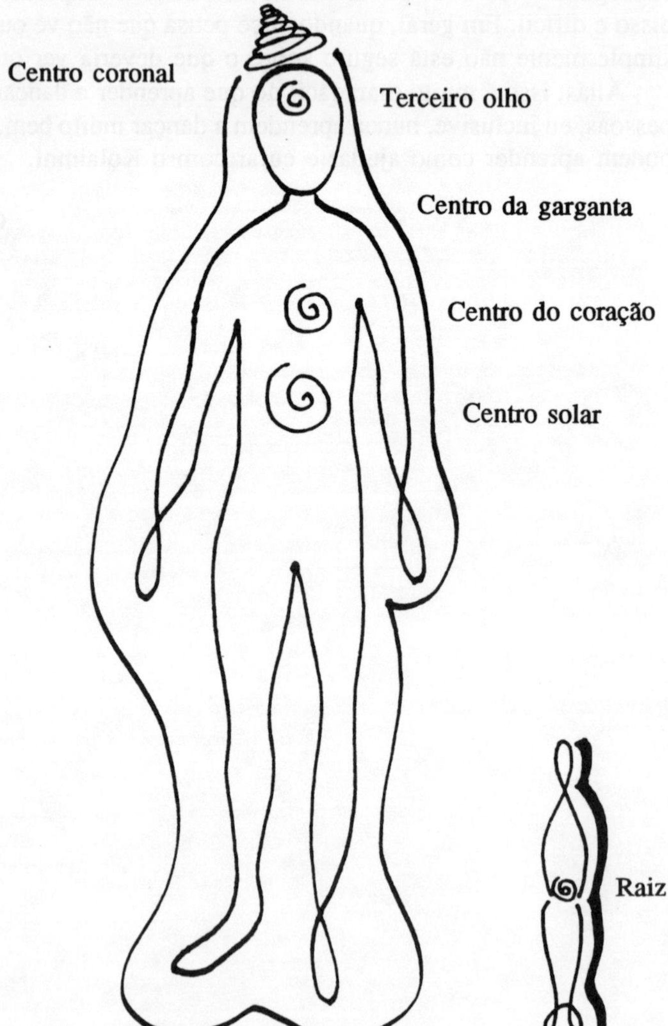

Nossos corpos

Quando trabalhamos com Kolaimni, falamos dos vários "corpos" que todos nós temos. Começaremos explicando onde estão os vários corpos e como interagem entre si. Ao definir os *corpos espiritual, astral e etérico*, veremos também como se dá a alimentação de energia, que passa de um corpo para o outro. A realidade dessa explicação ficará mais evidente à medida que você for usando Kolaimni.

Nossa energia flui do corpo espiritual para o corpo astral, e deste para o corpo etérico, que é parte do corpo físico. Quando falamos desses diferentes corpos, estamos dissecando o Todo, a Totalidade, pois somos todos parte da Unidade.

Corpo espiritual

Vamos começar pelo corpo espiritual. O corpo espiritual não ocupa espaço, ou aquilo que entendemos por espaço. Trata-se de um nível de vibração. O corpo espiritual é o de vibração mais alta.

Um artista pode conceber esse corpo como uma forma ovalada de luz, pois os conceitos muitas vezes nos ajudam a aprender. Mas estamos fora do mundo da forma (pense na luz de uma sala — ela não tem realmente forma, tem?)

Corpo astral

Do corpo espiritual, a energia passa para o corpo astral. Aqui começamos a entrar no mundo da forma, onde o grau de vibração é mais baixo que o grau de vibração do corpo espiritual.

O astral contém seu perfeito plano divino... Mas cria as formas fornecidas a ele pelos seus pensamentos.

Você já ouviu aquele velho ditado "somos aquilo que pensamos"? Pois ele é verdadeiro. Demonstra a interação entre os corpos astral e físico.

Infelizmente, quando uma pessoa começa a "ficar velha" ou a "ficar gorda" ou "magra demais", a mente telegrafa o medo ao astral, que não se importa se é medo ou prazer. Simplesmente obedece e, usando a energia que vem para ele de cima, cria uma forma-pensamento daquele corpo. E como o físico usa o astral como padrão, seu corpo físico vai ficando, antes que você perceba, mais gordo, mais velho ou seja lá o que for (na verdade, o astral não é inteiramente desprovido de inteligência, mas para sermos breves não entraremos nesse assunto).

Corpo etérico

O corpo etérico, uma parte do físico, é alimentado pelo corpo astral e baixa o grau de vibração de energia para que o corpo carnal possa recebê-la. Funciona como um transmissor. Como trabalhamos com o corpo etérico, façamos uma analogia para tornar as coisas mais claras.

Pense em carregar a bateria de um carro com a de outro carro através de um cabo. O agente da cura é a bateria carregada, o paciente é a bateria menos carregada e os dois corpos etéricos (o seu e o de quem recebe) são o elo de ligação entre os dois.

Corpo carnal

O seu corpo carnal é feito do mesmo material do seu corpo espiritual, mas está num grau de vibração mais baixo. Por exemplo, às vezes você se sente mole e lento. O relaxamento é necessário para você receber vibrações mais altas que intensificarão suas vibrações físicas. Essa é uma das razões pelas quais precisamos dormir.

Você precisa compreender este processo para trabalhar com a energia de cura tanto quanto precisa compreender os mecanismos de um carro para dirigi-lo. Algumas pessoas ficam fascinadas com o fluxo de energia desses corpos. Se quiser compreender mais, peça orientação espiritual e medite.

Nosso relacionamento com a Terra

Naturalmente, nossos corpos não são isolados. Vivemos EM um planeta. EM, não sobre. Nossos eus, nossos corpos, existem dentro do corpo etérico da Terra. Um dos motivos pelos quais nós, os seres humanos, interferimos tanto neste planeta é porque estamos, de fato, no seu corpo etérico, que limpa e leva a força vital para o corpo vivo da Terra. Você percebe agora por que a fumaça e as impurezas afetam tanto a Terra? Você gostaria que interferissem tanto assim no seu corpo etérico? Mas a poluição física, por pior que seja, não é nada comparada aos pensamentos e emoções. Lembre-se: Jesus tinha muita coisa a dizer sobre os nossos pensamentos. (Através dos exercícios para a cura da Terra, você vai experimentar mais amplamente o corpo etérico do planeta.)

A Terra também tem um corpo astral e um corpo espiritual. À medida que você for compreendendo sua unidade com ela, você vai canalizar seus pensamentos de maneira a se tornar um transmissor que traz para a Terra mais dessa energia vital: para curá-la e para trabalhar harmoniosamente com seus corpos.

Energia vital

Todas as coisas vivas são compostas de luz, de vida e amor. Todas as coisas são vivas porque são parte de Deus e, por isso, o corpo espiritual nunca se cansa. Ele dispõe de uma energia infinita.

Sabe de onde vem essa energia, antes de entrar no seu corpo espiritual ou no corpo espiritual da Terra? Acima de um corpo espiritual está a Luz de Cristo, e acima da Luz de Cristo está Deus. E Deus está em tudo e tudo está em Deus. Será que agora algumas das coisas que você lê na Bíblia cristã fazem sentido? Sobre Jesus estar no Pai e nós Nele e Ele no Pai e o Pai Nele e em nós? Todos os seus corpos, leitor, estão uns nos outros, mas não ocupam espaço da forma como o conhecemos (a não ser em termos de vibrações diferentes, o espaço não existe). Assim como nossos corpos, incluindo a Terra, estão uns nos outros, assim também somos parte de Cristo e Cristo é parte de Deus, e, portanto, somos parte de Deus.

Energia de cura

Somos todos "Filhos da Luz" e, entrando em conexão com a luz para curar, podemos usar a energia verdadeira de uma maneira que é nossa desde o início. Kolaimni significa "entrar em conexão com a Luz que cura" e é o nome que usamos para os métodos de cura que vamos ensinar a você.

Vendo e sentindo o corpo etérico

Eu já disse que você é capaz de experimentar a visão e a sensação. Estou falando de sensações reais, táteis, nada de estranho ou que só exista na sua mente. E de sentimentos reais e honestos. A visão a que me refiro é a visão física, real, honesta. Mais adiante falaremos de visualização, que também é visão real... mas de um outro tipo.

Agora, vamos nos limitar estritamente à visão física e às sensações táteis.

Geralmente começo pela visão, mas agora vou começar pela sensação, só para ver como funciona. Sente-se em posição confortável. Deixe as mãos uns 15 ou 20 centímetros afastadas, ligeiramente côncavas, e depois aproxime-as como se estivesse segurando uma bola entre elas. Dá para sentir o volume, como se realmente estivesse segurando uma bola de ar? Talvez suas mãos se aqueçam e até formiguem um pouco. Se tem alguém trabalhando com você, coloque a mão de frente para a mão do seu companheiro. Aproxime-as devagar... afaste... aproxime. Depois experimente fazer isso depressa.

Coloque uma das mãos sobre as costas da outra. Levante a que está por cima e depois a abaixe. Sente alguma coisa? Experimente fazer a mesma coisa com a mão do seu companheiro.

Passe a mão ao longo do braço... para cima e para baixo... perto do braço, um pouco mais longe... de lá para cá... perto do braço outra vez. Faça a mesma coisa sobre o braço do seu companheiro. Relaxe... não procure ter sensações. Elas virão naturalmente.

Agora, vamos começar a ver um pouco.

Coloque os polegares bem próximos — quase se tocando. Vê alguma coisa? O *Corpo Etérico* é um pouco parecido com a fumaça de cigarro antes de ser inalada. É tênue, quase transparente. Na borda externa há uma linha fina, azul-esbranquiçada. É quase como se o seu corpo estivesse emanando luz. Provavelmente você viu isso durante a vida inteira sem saber o que estava vendo. Provavelmente, parecia algo tão comum que você nem se dava conta de que estava vendo alguma coisa.

Não é a aura!

Você não vai ver um monte de cores se movendo. Somente um branco-azulado... cinza... como um reflexo da luz limitada pela tênue linha azulada. Não tente focalizar demais os olhos. Você não verá um brilho de luz claro, azul — só uma coisa tênue, semelhante a um reflexo. Mas, à medida que for se acostumando a vê-la, ela ficará mais clara.

Olhe em torno da sala. Lembre-se: não focalize os olhos. Fique descontraído.

Se você não consegue vê-lo agora, vai vê-lo mais cedo ou mais tarde, porque ele é real. Você só precisa se acostumar a perceber o que está vendo. Não são necessários dons ou talentos especiais. Você consegue ver aquelas manchas brilhantes de luz nos olhos das pessoas? É claro que consegue. Mas não fica por aí pensando: "Vejo luz nos olhos das pessoas." Vê e pronto: é assim que você vê o corpo etérico.

Peça a uma pessoa para ficar de pé, encostada a uma parede.

Vejamos se você consegue ver o corpo etérico à volta dela. Se conseguir... ótimo. Se não conseguir... também está ótimo. É só uma questão de hábito. Você chega lá.

Voltemos à sensação.

Agora é bom ter um parceiro com quem possa trabalhar. Peça para ele ficar deitado e coloque as mãos sobre o corpo dele, uns três centímetros acima do corpo carnal. Mova as mãos para cima e para baixo... para trás e para a frente. Você vai sentir uma coisa muito parecida com um ar mais pesado. Não tenha pressa.

Centros de energia

Agora, vamos ver se conseguimos encontrar os centros de energia, ou chakras. Descubra primeiro o centro solar. Observe o pequeno triângulo formado pelas costelas. O centro solar é bem ali. Faça as mãos pairarem alguns centímetros acima do corpo carnal. Não abra agora o centro de energia. Só deixe as mãos pairando, de lá para cá. Consegue sentir alguma coisa? O paciente sente alguma coisa?

Suba para o coração... para a garganta... para o terceiro olho.

Às vezes você consegue formar uma imagem mental da luz que sai de suas mãos... fluindo dos dedos ou das palmas das mãos para o corpo do paciente. Se formar essa imagem — ótimo... é uma visualização. Vamos aprender mais sobre isso depois. Talvez muitos de vocês estejam acostumados à visualização. Se for o caso — maravilha! Se não, não se preocupe com isso.

Faça o centro coronal.

Se você visualiza, forme uma imagem da luz entrando no corpo do paciente, enchendo-o até os dedos dos pés. Mas não se force a visualizar. Não faça visualização alguma, a menos que ela venha com facilidade. Só faça as mãos pairarem sobre o centro coronal. Sente alguma coisa nas mãos? O paciente... ou deveria dizer parceiro... sente alguma coisa? Se você sente alguma coisa, ótimo. Se não sente, não se preocupe — você vai sentir.

Se tiver um parceiro, inverta as posições. Vamos fazer tudo outra vez.

*

"... É muito difícil visualizar qualquer coisa além do físico, pois os outros corpos ocupam, por um lado, o mesmo espaço e, por outro, NÃO ocupam espaço ALGUM da forma como conhecemos o espaço, pois estão num nível de vibração mais alto — em outra dimensão, por assim dizer... Você está totalmente confusa?... Se alguém quiser uma 'imagem' ou quiser compreender de alguma maneira esses corpos, pode chegar a essa compreensão através da meditação..."

Lothar para Mechi
2 de junho de 1981

Vamos falar sobre centros ou chakras

Cada centro é um vórtice de poder que atravessa todos os corpos. Não é uma parte estrutural de qualquer um dos corpos, mas atravessa todos eles e os vitaliza com luz. Pense numa corrente de ar passando através de um prédio. Na verdade, ela não une os diversos andares, mas proporciona a luz e o ar necessário a todos eles. Sem a corrente de ar seria impossível morar no prédio. Pois essa é uma boa descrição de um centro — apesar do vórtice de energia ser centenas e centenas de vezes mais forte que qualquer corrente física de ar.

Essa energia vem do corpo mais alto, o espiritual, que, por sua vez, é alimentado sucessivamente por níveis cada vez mais altos de energia, até chegar à própria totalidade. (Totalidade é apenas outro nome para Deus.) Portanto, ao abrir um chakra, você está revelando o âmago da força vital que vem do espiritual, passa através do astral e penetra o físico, vitalizando todo o ser do seu paciente. É uma coisa assombrosa, mas não tenha medo. É apenas a parte "vital" da Vida, Luz e Amor.

Como abrir um centro

Fazendo um movimento circular no sentido horário, você abre esse vórtice de poder para regular o fluxo de Luz e, se necessário, canalizar a luz para ele, usando suas próprias vibrações. Às vezes essas energias parecem muito turbulentas. Isso acontece porque, quando entram no nível físico do corpo do paciente, são afetadas pelas vibrações discordantes do próprio paciente. Às vezes o fluxo de poder parece fraco porque o nível de energia do paciente é tão baixo que a força do chakra não consegue penetrar a densidade e vitalizar o corpo carnal. O praticante pode estabilizar as vibrações, tornar mais leve a densidade e canalizar a Luz diretamente para dentro do chakra que se abre.

Como fechar um centro

Ao fechar um centro, você simplesmente fecha a escotilha sobre o vórtice de energia que descrevi acima; de fato, é como abrir e fechar uma escotilha circular. Há várias maneiras de fazer isso, mas a que uso neste livro é "fechar no sentido anti-horário" (você abriu no sentido horário). As vibrações da sua mão — ou mãos, se usa as duas — simplesmente fecham o vórtice de energia para que fique abrigado no corpo do paciente, sem se expor a vibrações externas indesejáveis.

Por favor, não se esqueça que o corpo tem vários chakras que não usamos porque isso não é necessário neste tipo de cura.

O valor da visualização

Muitas pessoas acham que a visualização é simplesmente uma questão de pensamento positivo, ou talvez de imaginação, que cria uma forma de auto-hipnose. É muito mais que isso. Todos os nossos pensamentos têm vibrações. Na verdade, como agora você já sabe, *tudo* tem vibração. As vibrações de nossos pensamentos podem ser muito fortes quando focalizadas corretamente. Uma maneira fácil de fazer isso é usar a visualização, que é mais do que construir formas-pensamento. Na verdade, você está enviando vibrações reais de luz para a atmosfera. *Luz, naturalmente, é a vibração perfeita. É também a mais forte.*

Vou explicar com um pequeno exemplo:

As pessoas, os cientistas, descobriram que, se uma coisa vibra numa certa freqüência, outros objetos podem captar esses impulsos vibratórios e vibrar na mesma freqüência. Por exemplo, um violino deixado sobre uma mesa pode captar as vibrações de um violino bem afinado que é tocado ali perto: você vê suas cordas vibrarem. (Nesse caso, a afinação precisa ser sincronizada, mas é um instrumento inanimado que está produzindo a vibração.) A mente é viva e capaz de emanar vibrações muito mais fortes que podem afetar tudo à sua volta. Tudo isso é completamente, cientificamente correto, e mais tarde nós nos aprofundaremos nesse ponto. Por ora queremos apenas que compreenda que este exercício é válido e muito, muito real quanto aos resultados.

O exercício da laranja

O exercício da laranja é um excelente exercício de visualização. É uma maneira muito visível de entrar em conexão com a luz. Praticá-lo pode trazer benefícios semelhantes aos resultados que um músico consegue ao exercitar escalas no piano. Suas experiências em meditação serão grandemente ampliadas. O que você vê através da visualização torna-se tão real quanto o que está vendo com os olhos físicos. O exercício da laranja é particularmente eficaz porque une a visão interior e a exterior.

Comece com uma laranja física na sua mão (comece com a forma física) — então, prossiga no domínio do pensamento — e depois volte para o físico.

Olhe para a laranja que tem na mão. Examine-lhe a superfície. Relaxe, não tenha pressa. Permita que seus olhos caminhem lentamente até o centro da laranja. Olhe dentro dela, como se estivesse imaginando como ela é do lado de dentro. Agora compreenda que não está imaginando — que está vendo realmente dentro dela. Dê a você mesmo permissão para isso.

Mantenha o olhar constante enquanto examina as várias coisas que está vendo: os gomos são envoltos pela pele fina e branca — dentro dos gomos há pequenos glóbulos de suco dourado envoltos por sua própria pele (mais fina e mais transparente) — e dentro de cada gomo há uma semente protegida por uma casca dura e branca.

Focalize a atenção numa semente.

Nos olhos da mente, veja-a colocada no chão, plantada. Como se fosse a passagem de tempo de um filme, veja essa semente de laranja começar a lançar pequenas raízes através da casca... as raízes ficam maiores, mergulham ainda mais na terra... um pequeno broto se lança em direção à superfície... ele irrompe e se estica na direção da luz do Sol... crescendo, crescendo.

Já é um pequeno arbusto!

Ele se desenvolve — e se transforma numa laranjeira madura, coberta de botões de cores brilhantes e cheiro glorioso. As abelhas esvoaçam, e os botões começam a cair. Veja as frutinhas minúsculas crescendo e amadurecendo até sua árvore ficar carregada de laranjas perfeitas. Você estica a mão e segura uma delas. É a laranja que você está olhando agora na sua mão!

Torne seu este exercício. Ele tem sido usado através das eras para ensinar visualização, concentração e simbologia. Ele representa o seu universo. Pode incluir os detalhes que quiser no exercício (como ver a chuva caindo sobre a sua árvore), mas termine sempre o ciclo completo do exercício, para que possa experimentar a unidade do universo.

Se for difícil manter a concentração durante o exercício, agarre com firmeza sua mente errante e arraste-a de volta ao seu laranjal. Se escapar outra vez do laranjal, volte ao começo. Não comece mais de duas vezes. Da terceira vez, faça o possível para manter sua mente nos trilhos e, quer funcione quer não, termine o exercício.

Nunca deixe o exercício inacabado. Não desanime. Você consegue!

... "Você pode sentir, em suas mãos, a necessidade de trabalhar de determinada maneira ao fazer o Kolaimni. Você sabe disso e pode fazer leves variações, contanto que as mantenha leves. Neste estágio, não se afaste das outras formas que ensinei.

Mechi, tenho um motivo para ensinar da forma que ensinei. Você sabe mais que o professor? Será que qualquer um de vocês sabe? Não fique magoada! Isso é importante. Não quero que o meu pequeno grupo se distancie.

Lembra da cirurgia a laser*? Você está trabalhando com forças e poderes tremendos.*

E isso me leva direto para outro ponto. Uma coisa que você percebeu na outra noite, porque eu estava tagarelando, como você diz. Mechi, eu estava tagarelando, tentando chamar a sua atenção. Portanto, vou fazer uma transmissão neste minuto.

Em primeiro lugar, quando está fazendo o Kolaimni, não o misture com qualquer outra cura — exceto, naturalmente, a prece. Você deve sempre rezar em silêncio e às vezes pode até dizer preces em voz alta, mas esteja CERTA de estar sendo guiada pelo Espírito Santo. Não só sentindo, mas realmente sendo guiada. Use isso com... bem, quero dizer, com cuidado... mas deixe nas mãos do Espírito Santo que nada sairá errado. Você sabe disso: estou só repetindo. Outras formas de cura podem ser muito boas e às vezes o são de fato, mas não as misture com Kolaimni. Não agora.

Se for usado outro tipo de cura, concentre nele todas as suas energias. Se fizer Kolaimni, mantenha-o puro e concentre nele todas as suas energias. Mas estou divagando. Não era sobre isso que eu estava tagarelando. Você está usando energias fortes, provavelmente tudo o que o seu paciente pode suportar neste momento.

Duas pessoas praticando ao mesmo tempo é o suficiente. Seu paciente não é sua cobaia, nem mesmo se você for um mestre da cura. (Essa língua inglesa pode ser tão estranha quanto uma das formas arcaicas da Atlântida!) Mas, Mechi, estou falando muito sério. Você não tem idéia das energias que cada um de vocês está usando. Mais de duas pessoas trabalhando é como acrescentar eletrodos extras ou, para ampliar um pouco o exemplo, é como dar seis comprimidos em vez de dois porque quanto mais melhor.

Se um tipo diferente de cura deve ser feito, espere um pouco — o mínimo de um dia é melhor. Não quero que se sintam exclusivos como agentes da cura. Só quero que percebam o poder das forças em ação. Acho que você nunca se deu conta disso e foi minha culpa não ter deixado isso bem claro. Quanto às aulas..."

Lothar para Mechi
27 de junho de 1981

Cura Kolaimni básica

Preparação e elevação das vibrações do corpo

Prepare-se sempre para a cura pedindo "*paz, pureza e obediência*". Isso é muito importante. Essas palavras o sintonizam com as vibrações da cura, impedem que absorva as vibrações discordantes do corpo do paciente e significam que você tem consciência de sua função. Atualmente, muitas pessoas ficam perturbadas ao usar a palavra "obediência", mas uma consulta a um dicionário qualquer vai deixá-lo à vontade em relação a esse prelúdio à Luz.

A palavra "obedecer" vem do latim *obediere*, que significa 'escutar a'. É formada de '*ob* (a) + *audire* (ouvir)'. Como agente da cura, você é convidado a ouvir suas mãos e ser guiado por elas enquanto canalizam Luz para outra pessoa... ouça o que suas mãos vêem... seja guiado pelo que elas ouvem... pelo que elas sentem. Obedeça às suas mãos dentro da estrutura Kolaimni. Lothar fala sobre isso muitas vezes e com intensidade.

*

"... Não confunda os dolorosos ensinamentos restritivos de professores terrenos com a amorosa liberdade radiante da Luz que é verdadeiramente uma iluminação do espírito. A obediência a essa iluminação liberta-a de todas as limitações da mente coletiva."

Lothar para Mechi
6 de janeiro de 1991

Posição

Peça à pessoa com quem vai trabalhar para se deitar de costas, com as mãos ao lado do corpo. Para ter mais conforto, use uma mesa de massagem, mas uma cama e até mesmo o chão servem. Pode dar um travesseiro ao paciente, se for necessário ao seu conforto: algumas pessoas têm dificuldade para se deitar numa superfície real. Agora você vai tocar só o corpo etérico. Suas mãos ficarão levemente distantes (acima) do corpo carnal. Uns três centímetros é o suficiente. Você vai sentir o corpo etérico. Não podemos descrever exatamente a sensação... alguns dizem que é como um revestimento de ar “mais pesado” em volta do corpo. Quando se acostumar, provavelmente vai sentir um leve formigamento ou variações de temperatura em partes do seu corpo.

Centrando

Agora que se preparou, pedindo “paz, pureza e obediência”, coloque as mãos sobre o centro solar do paciente (sobre o corpo etérico do paciente). Isso é muito importante. Não é preciso manter essa posição por muito tempo; só o suficiente para se concentrar e sentir as vibrações do paciente. Aqui, neste centro, é comum sentir as vibrações do corpo inteiro e ficar com uma sensação de discordância física, mental ou emocional. Mas geralmente você sente também as vibrações fortes e equilibradas da boa saúde. Por exemplo, uma pessoa que medita regularmente ou faz trabalho espiritual tem, em geral, vibrações mais suaves e rítmicas do que uma pessoa que não faz nada disso, independentemente do seu estado de saúde física ou emocional.

Não é preciso trabalhar muito tempo no centro. E certamente não é preciso tentar sentir *tudo* o que mencionei. Você vai começar a sentir essas coisas com facilidade e naturalidade. Se isso não acontece no começo, não se preocupe. Quando tiver alguma experiência, isso vai acontecer naturalmente.

Depois de se ter concentrado e de se ligar ao corpo etérico do paciente, lembre-se sempre de permanecer ligado ao corpo etérico com uma das mãos enquanto movimenta a outra. Não tire as duas mãos do campo etérico ao mesmo tempo. Isso pode gerar algum mal-estar, como uma "quebra" no campo energético. Se erguer uma das mãos para levá-la a outra área, mantenha a outra dentro do campo energético. Isso se transforma em hábito à medida que você dá e recebe Kolaimni, e suas mãos vão lhe dizer que essa é a coisa mais natural a fazer. Antes de se afastar para que a pessoa se vire ou de fazer outros movimentos necessários, toque-a ou fale com ela para manter a ligação.

Pés e pernas

Comece pelos pés. É através deles que a pessoa entra em contato com a Mãe-Terra e, portanto, trabalhe-os cuidadosamente — com pequenos movimentos rítmicos e esvoaçantes por cima e em volta deles.

Suba para as pernas. Comece com movimentos rítmicos, curtos e suaves. Talvez queira aplicar movimentos rítmicos mais longos, mas esse tipo de movimento é muito forte e, sempre que o usar, esteja consciente da força e do poder que estão sendo liberados, e use o movimento — não exatamente com economia, mas conscientemente. Use-o quando esse for o movimento necessário. Você vai saber. Seja gentil e muito consciente do que está acontecendo.

Joelhos

Quando chegar aos joelhos, dedique atenção extra a eles. Muitas pessoas têm problemas nos joelhos e, se a energia for discordante, você pode colocar as mãos em concha em torno do joelho (sobre o etérico, é claro) e mover lentamente as mãos para a frente e para trás, como se estivesse balançando um berço.

Coxas

Depois de ter trabalhado os joelhos, suba para as coxas, trabalhando-as como fez com a parte de baixo das pernas. Você pode enviar a energia mais para o fundo por causa dos músculos grossos e, muitas vezes, das camadas de gordura que vai encontrar nessa área.

Abdômen

Chegando ao abdômen, use as duas mãos para fazer movimentos rítmicos firmes e profundos em toda a área etérica. Há várias maneiras de fazer isso: com as mãos, uma de cada lado do abdômen, faça movimentos rítmicos para dentro. (Suas mãos vão se encontrar e passar aproximadamente pelo centro do corpo do paciente. Ninguém está medindo e você não precisa ser exato — tudo vai parecer extremamente natural. Por isso, siga o fluxo.)

O outro movimento é circular, em torno do etérico abdominal. Geralmente você coloca uma das mãos sobre o abdômen enquanto a outra mão descreve círculos, cobrindo toda a área.

Um terceiro movimento, muito útil se o paciente tem gases nessa área, é "amassar" com os dedos, como gatinhos "amassam" com as patinhas ao ronronar. Ao fazer isso, vá subindo os movimentos rítmicos na direção do plexo solar e não fique surpreso ao ouvir arrotos saudáveis — tanto do paciente quanto seus. Você pode ficar surpreso ao arrotar também, mas eu já não falei sobre a Unidade da vida? (Lothar e eu entramos em detalhes nas transmissões.) Deixando as brincadeiras de lado, esse é um fenômeno normal e está relacionado com a sintonia das vibrações.

Faça movimentos para a frente e para trás na área intermediária. Alguns praticantes vão direto para o centro solar, esquecendo que o paciente tem um estômago e outras coisas físicas lá embaixo que merecem atenção. Portanto, cuide dessa área como de todas as outras. Só *depois* vá para o centro solar.

Abra o centro solar movendo uma das mãos ou as duas sobre ele, fazendo um movimento circular no sentido horário. "Sentido horário" é um termo que confunde algumas pessoas, mas é a maneira mais simples de explicar esse movimento. Visualize um relógio na barriga do paciente e você saberá em que sentido mover a mão. Se fizer o movimento no sentido errado, não se preocupe. Comece de novo no sentido horário.

Quando o centro estiver aberto, coloque uma das mãos sobre ele. Faça as mãos pairarem sobre o centro e permita que a Luz que cura

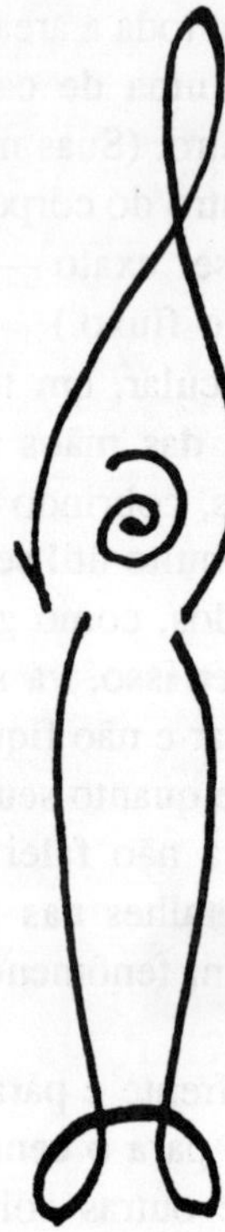

Abra o centro solar

flua para dentro dele. Lembre-se: um centro é um redemoinho de energia que atravessa *todos* os corpos e, portanto, você talvez sinta a onda de energia na sua mão. Se for turbulenta, envie paz e quietude para o centro. Para isso, basta pensar: "Paz, calma, etc." Então, quando estiver pronto, feche o centro movendo a mão ou as mãos no sentido anti-horário. Feche com firmeza e suavidade. Não precisa apertar como uma tampa de garrafa. Mesmo se ficar um pouco aberto, ele acaba se fechando sozinho, mas é melhor fazer certo.

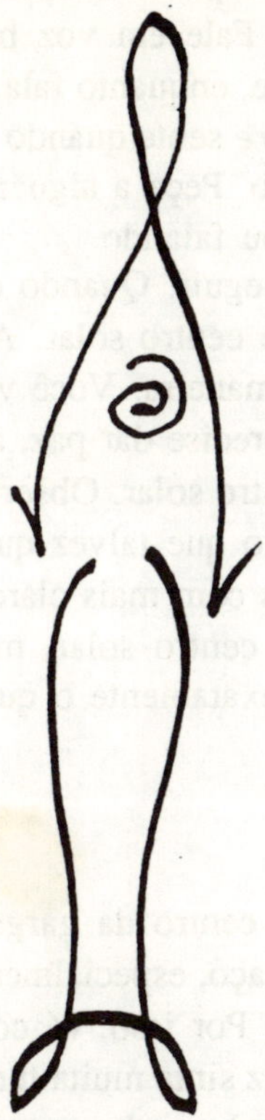

Abra o centro do coração

Vá subindo pelo corpo. Não esqueça os braços e as mãos. Neste ponto, costuma haver muitas perguntas: "O que você faz primeiro?... os braços?... o peito? um braço e depois o outro?... como?"

Lembre-se de ficar ligado ao etérico e use a sua sensibilidade. Não tente trabalhar os dois braços ao mesmo tempo. Faça um e depois o outro. Não importa se fizer primeiro os braços ou o peito. Se estiver trabalhando com uma pessoa grande, vai ter que andar à sua volta para chegar ao outro lado. Esse é um momento em que você precisa tirar as duas mãos do corpo do paciente, mas não se preocupe. É só dizer que está tirando as duas mãos. *Sempre que precisar tirar as duas mãos ao mesmo tempo do corpo do paciente, diga isso a ele!* Não precisa acordá-lo. Fale em voz baixa. Se estiver dormindo, é bom colocar suavemente, enquanto fala, uma das mãos sobre o corpo carnal. O paciente *sempre* sente quando o praticante tira as duas mãos de sobre o corpo etérico. Peça a alguém para fazer isso com você e vai perceber o que estou falando.

Agora vamos prosseguir. Quando chegar ao centro do coração, trate-o como fez com o centro solar. Abra e feche todos os centros exatamente da mesma maneira. Você vai sentir vibrações um pouco diferentes, mas talvez precise dar paz, alegria e amor da mesma maneira que fez com o centro solar. Observe: acrescentei alegria e amor às vibrações-pensamento que talvez queira dar. A alegria e o amor geralmente são sentidos com mais clareza nos centros da garganta e do coração do que no centro solar, mas o seu Mestre interior vai guiá-lo e você saberá exatamente o que é preciso fazer. Confie em mim...

Garganta

Quando chegar ao centro da garganta, vai se sentir um pouco tolhido pela falta de espaço, especialmente se o paciente for gorducho ou tiver pescoço curto. Por isso, vá com calma e faça movimentos menores. Só isso. Talvez sinta muita turbulência nesse centro, porque é o centro das emoções baseadas na terra. Raiva, discussões, sentimentos feridos, todas as emoções cotidianas, e às vezes tão dolorosas, se concentram aqui. Sabendo disso, talvez seja bom dar um pouco de paz a mais, mas não concentre a força da Luz com muita intensidade nesse centro. Se fizer isso, a garganta do paciente pode ficar contraída ou doer um pouco. Ele pode até ter a sensação de que não consegue engolir. É claro que vai conseguir engolir, mas é desnecessário causar-lhe qualquer desconforto. Mas não se preocupe com isso. Só fique atento. Suas mãos vão saber quando parar, mas às vezes o praticante fica tão envolvido com o que está *fazendo* que esquece de ouvir as mãos.

Rosto

Depois da garganta, suba pelo pescoço até a área facial. Se o paciente estiver deitado numa mesa — e não no chão — você vai achar mais fácil trabalhar o rosto ficando de pé atrás da cabeça e fazendo movimentos rítmicos na direção do seu próprio corpo. Nessa área, você deve usar minimovimentos e não esquecer de *sempre* fazer os movimentos para cima. Isso vale para o corpo inteiro, mas no rosto é mais fácil esquecer essa regra e fazer movimentos para baixo. Há uma pequena exceção. Você pode fazer um movimento suave, para a frente e para trás, nos maxilares. Se quiser trabalhar *dentro* da boca, mova os dedos para a frente e para trás sobre os lábios, os maxilares e assim por diante. Provavelmente você vai ver o interior da boca com o "olho da mente". Não, não precisa visualizar. Isso vem por si só. Então pode enviar luz a qualquer lugar que for necessário.

Nariz

Esse movimento para a frente e para trás também pode ser usado no nariz — mas devagar. Todos esses movimentos para trás e para a frente *não* devem ser apressados. Você não precisa fazer nada devagar demais; mas, se se apressar demais, o paciente vai achar que deve fazer o mesmo, pode acreditar.

Não esqueça os ouvidos. Ponha as mãos em concha sobre eles e veja a luz entrando. Seja muito delicado. Seu paciente pode ter uma sensação de calor — ou até mesmo de frescor, que será muito agradável.

Ouvidos e olhos

Não importa muito o que vem primeiro, os ouvidos ou os olhos. Geralmente faço os ouvidos primeiro, para não me esquecer deles. Ponha as mãos em concha sobre um ouvido de cada vez. Deixe a Luz fluir para dentro. Pode usar os dedos para dirigir e focalizar a luz com mais precisão. Suas mãos saberão como fazer isso. Vá com os dedos para a parte de trás das orelhas e faça movimentos para a frente e para trás, muito lentamente, muito suavemente. Se os ouvidos do paciente estiverem "obstruídos", você provavelmente sentirá a densidade. Se o ouvido estiver inchado e dolorido por dentro, espere um pouco para deixar penetrar a luz que você está canalizando. Não demore muito, para que o paciente não sinta os ouvidos queimando. Vá devagar, mas use de discernimento... o que, naturalmente, vale para todas as fases de um Kolaimni.

Ao chegar aos olhos, faça com as pontas dos dedos movimentos rítmicos muito, muito suaves — *numa única direção — não faça movimentos para a frente e para trás. E faça sempre movimentos que se distanciem do nariz.* Se fizer um movimento em direção ao nariz, o receptor se sentirá vesgo. Experimente em você mesmo e vai compreender o que digo.

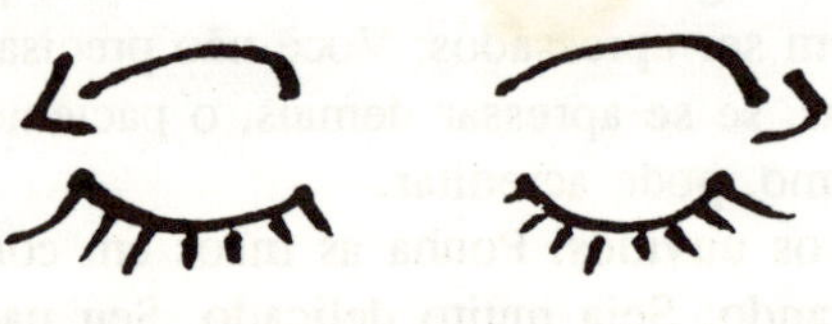

Olhos

Testa

Na testa, você deve fazer movimentos rítmicos do centro para fora e, ocasionalmente, deixar a mão pairar sobre a área sinusal. Você pode usar movimentos de massagem se a pessoa estiver com dor de cabeça, e às vezes os movimentos rítmicos rodeiam a cabeça e sobem para o centro coronal.

Centro do terceiro olho

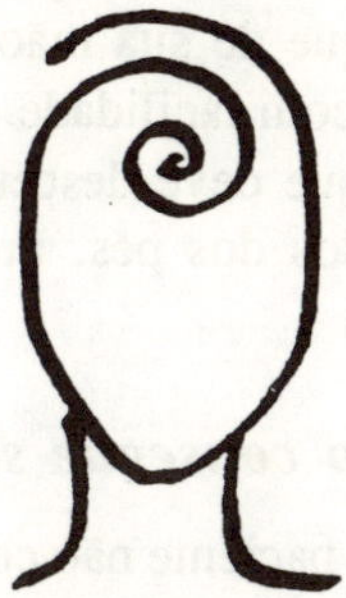

Abra o centro do terceiro olho

Agora é hora de abrir o centro do terceiro olho. Abra-o da mesma maneira que abriu os outros centros. Às vezes, quando você abre esse centro, o paciente consegue ver ou entender as causas de sua doença e como tratá-la. É claro que não é sempre que isso acontece. Depende de muitas coisas. Mas se acontecer, ele provavelmente vai querer conversar sobre esse assunto com você e, por isso, esteja preparado para compreender e incentivá-lo o máximo possível.

Centro da coroa

Depois de ter fechado o centro do terceiro olho, suba para o centro da coroa. Abra esse centro e faça as mãos pairarem sobre ele, enchendo de Luz todo o corpo do paciente. Depois feche o centro e deixe as mãos pairando por mais alguns instantes antes de pedir para o paciente se virar... por favor.

Ao dizer a uma pessoa para se virar, ponha as mãos sobre o braço ou sobre o ombro dela, pressionando de leve. Faça isso suavemente, senão o toque da mão no corpo físico pode causar algum susto. E quando falar com ela, fale com voz suave porque todos os seus sentidos, incluindo a audição, estarão muito aguçados nesse momento.

Talvez a pessoa esteja dormindo quando você terminar a parte da frente. Se estiver, o toque de sua mão e o som de sua voz, provavelmente, vão acordá-la com facilidade. Se estiver dormindo muito pesado, talvez você sinta que deve descer aos pés e massagear suavemente as solas e os dedos dos pés. Preciso dizer para *não* fazer cócegas?

Quando o paciente não consegue se virar...

De vez em quando, um paciente não consegue se deitar de bruços. Talvez seja pesado demais ou tenha algum ferimento ou doença que o impede de se virar. Quando isso acontecer, ajude-o a se virar o máximo que der, com as costas bem apoiadas num travesseiro, se necessário, deixando-o na posição mais confortável possível. Se for preciso, pode trabalhar através do travesseiro e através de seu corpo, para chegar a todas as partes que precisam de Luz. Faça um Kolaimni normal e a Luz irá, por si só, onde é preciso.

Isso vale também para o caso de uma pessoa que não consegue se virar nem um pouco. Comece outra vez pelos pés, como se estivesse fazendo um segundo Kolaimni. À medida que for subindo pelo corpo, a Luz vai atravessá-lo até as costas. Provavelmente você vai conseguir ver as costas com sua visão interior. Isso vale também para uma pessoa que não consegue se deitar de costas. Nesse caso, faça um Kolaimni pelas costas, abrindo os centros e tudo o mais. A Luz chegará onde for preciso e será igualmente eficaz. Não se preocupe.

QUANDO VOCÊ TRABALHA NAS COSTAS...

Pés e pernas

Trabalhe os pés e as pernas da mesma maneira que fez na parte anterior do corpo.

Centro da raiz

Quando começar a trabalhar no tronco, uma das primeiras coisas que vai encontrar é a Raiz, ou centro da Cauda. Vamos chamá-lo de *raiz* porque, sob certos aspectos, é a raiz do nosso ser físico. É aí que encontramos a base da Kundalini. Os mestres espirituais da Índia definem a Kundalini como a Força Primal, ativa na base da coluna.

Abra esse centro como fez com os outros, mas trabalhe nele com certa pressa. *Você não deve superestimulá-lo.* Feche como sempre e suba para as costas.

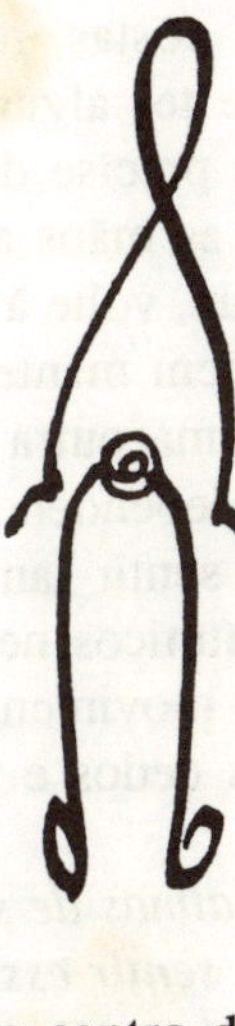

Abra o centro da raiz

Espinha

Trabalhe cuidadosamente a espinha. Aqui também é melhor começar com movimentos rítmicos curtos. Quando a energia se assentar, você pode sentir a necessidade de fazer movimentos mais longos. Deixe que suas mãos o guiem. Lembre-se de que, como sempre, os movimentos rítmicos longos são muito eficientes. Se a pessoa está com dor nas costas, é bom deixar a mão pairar sobre a área dolorida para dar mais luz. Às vezes, você será guiado a usar aquele suave movimento de balanço que usou nos joelhos, modificado, naturalmente, para se adequar à espinha. Talvez sinta a necessidade de visualizar uma atadura de luz envolvendo as costas do paciente ou parte delas. Isso é muito bom quando a pessoa tem costas fracas, machucadas ou sofre de constantes dores nas costas.

Outras áreas das costas

É preciso trabalhar também os dois lados da espinha. Não se esqueça de que os rins, os pulmões e outras partes do corpo talvez precisem que você lhes dê luz — o que, é claro, pode fazer com as mãos posicionadas sobre as costas, na área do órgão em questão. Além disso, o paciente pode ter algum problema, uma queimadura ou qualquer outra coisa, que precise de atenção. Se for esse o caso, você pode levar suavemente as mãos até essa área e, quando estiver terminando de transmitir a Luz, volte à espinha e continue a trabalhar nela. Algumas pessoas preferem manter uma das mãos sobre a espinha enquanto trabalham alguma outra parte das costas com a outra mão. Seu estilo pode variar, dependendo do paciente. Suas mãos vão saber o que fazer. Elas vão sentir também onde a cura é mais necessária. Faça movimentos rítmicos nessas áreas. Faça as mãos pairarem sobre elas e volte aos movimentos rítmicos. Deixe que o conhecimento inerente em seus dedos e na palma das mãos o oriente.

Não é incomum que as palmas de suas mãos fiquem muito quentes. O paciente também pode sentir esse calor. Às vezes seus braços, seu corpo e até seu rosto e cabeça ficam muito quentes. Não se alarme. Isso é perfeitamente normal. Alguns podem sentir frio em vez de calor. Isso também é normal. Lembre-se que está canalizando a luz que cura, independentemente das sensações, mas SENSAÇÕES NÃO CURAM!

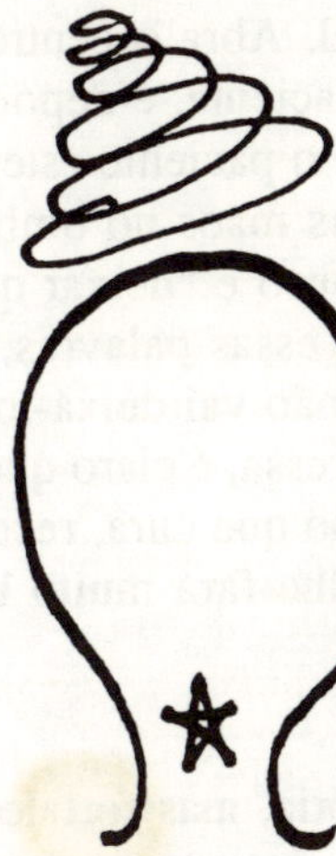

Cérebro básico

Cérebro básico

Depois de trabalhar todas as partes das costas, suba para o cérebro básico. Ele não é um centro e não deve ser tratado como tal. Está localizado na nuca — bem na base do crânio. O chamado cérebro básico ou inferior comanda funções involuntárias, como a respiração, a digestão, os batimentos cardíacos, etc. Como não é um centro, não precisa ser aberto nem fechado. No entanto, ele é muito importante e você precisa dar-lhe atenção especial.

Coloque as mãos sobre a área do cérebro básico e dirija a luz para baixo, com firmeza e suavidade. Isso regula, estimula e ajuda a equilibrar essas funções involuntárias. Você pode sentir a necessidade de usar um movimento circular ou "de amassar", especialmente se o paciente está com dor de cabeça.

Cabeça e centro coronal (atrás)

Depois de ter trabalhado o cérebro básico, suba — trabalhando em torno da cabeça e sobre ela, transmitindo luz onde é necessário, até chegar ao centro coronal. Abra o centro, deixe que a luz entre, enchendo todo o corpo do paciente, e depois feche. O Kolaimni terminou e é bem provável que o paciente esteja dormindo. Mas, esteja ou não dormindo, coloque as mãos no ombro ou no braço dele, dizendo para descansar um pouco e "deixar que a Luz penetre". Você não precisa usar exatamente essas palavras, mas essa é a idéia. Talvez seja bom dizer-lhe que não vai deixá-lo dormir demais, que vai acordá-lo logo. (Se não há pressa, é claro que ele pode dormir quanto tempo quiser. Esse é um sono que cura, reconfortante, porque a pessoa está relaxada e o sono lhe fará muito bem.)

A bênção

A bênção não é obrigatória, mas fortalece e é muito bonita: não se trata apenas de uma série de palavras bonitinhas ligadas umas às outras, mas de um movimento real de poder, força e energia. Tanto o paciente quanto o doador se beneficiarão dela. Geralmente ela é dada no fim, mas pode ser dada a qualquer momento durante o Kolaimni. Você vai saber qual o melhor momento. Seu Mestre de Luz interior vai lhe dizer.

Erga a mão direita, com a palma voltada para cima, e estenda a mão esquerda, com a palma voltada para baixo, sobre o corpo do paciente. Deixe que a sua consciência se eleve à Luz, entrando em conexão com o Eu superior do paciente. Você pode formar palavras na sua mente nesse momento, mas não é necessário. Todo o seu ser será a bênção. Quando fizer a conexão, talvez se sinta belo e indescritível, mas não é necessário sentir nada para dar e receber o benefício da ligação especial com a Luz. A mão direita canaliza a Luz através de você e a esquerda completa o ato de canalizar trazendo a Luz para o corpo do paciente.

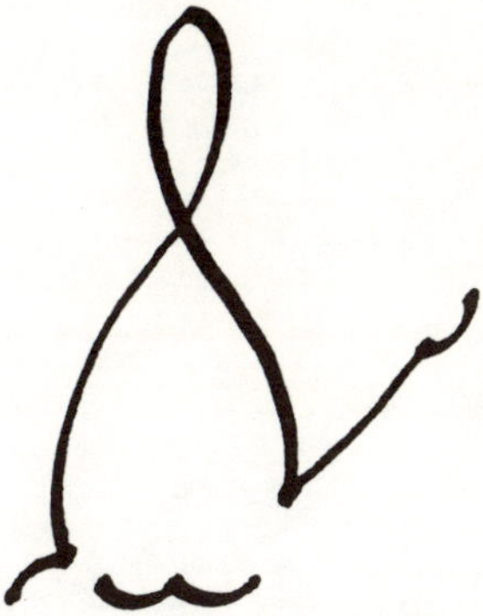

Bênção

Prossiga e complete o Kolaimni ou, se já terminou, inicie a limpeza, deixando que o paciente descanse na Luz.

Limpeza

Quando terminar, faça sempre a limpeza e ofereça a cura. A limpeza é necessária para remover quaisquer vibrações discordantes que você possa ter absorvido do paciente (não vibrações "más", mas apenas diferentes das suas).

Ponha água fria e salgada numa panela de alumínio ou num recipiente revestido de alumínio (que não seja usado para cozinhar). Coloque a mão direita lá dentro, depois a esquerda, depois as duas ao mesmo tempo. Erga as palmas para cima e peça que todas as vibrações discordantes sejam liberadas. Depois, volte as palmas para baixo e deixe que a energia quente saia.

Dê graças pelo fato de ser um canal para a cura.

"... O que lhe ensinei aqui pode parecer muito complicado. Mas não é. Na verdade, é muito, muito simples. Talvez, se você anotar cada passo, a seqüência fique mais clara. Mas acima de tudo, relaxe. Se não conseguir se lembrar de tudo, não importa. Lembre-se que não está fazendo isso sozinho. A Terra viva, assim como os poderes da Luz e da Vida, estarão fazendo a sua parte, pois você está trabalhando com energias reais, energias divinas. Você não pode deixar de senti-las. E, até ficar mais familiarizada com isso tudo, seus mestres a ajudarão e a guiarão através de todos os estágios..."

Lothar para Mechi
19 de abril de 1981

Procedimento básico no Kolaimni

1. Faça o paciente deitar-se de costas, com as mãos ao longo do corpo.
2. Peça "paz, pureza e obediência".
3. Coloque as mãos sobre o chakra solar do paciente e concentre-se.
4. Tocando só o corpo etérico, comece pelos pés do paciente. Trabalhe neles com muito cuidado.
5. Suba para as pernas, começando com movimentos rítmicos breves e suaves. Se aplicar movimentos mais longos, seja delicado e consciente da energia que está sendo usada.
6. Quando chegar aos joelhos, dedique a eles uma atenção especial.
7. Suba para as coxas. Envie a energia bem para o fundo, por causa dos músculos grossos e/ou gordura que há nessa área.
8. Suba para o torso e trabalhe os quadris, a parte inferior do tronco. Trabalhe a parte abdominal com movimentos rítmicos firmes e profundos.
9. Suba para o centro solar e abra-o. Depois, coloque uma das mãos, ou as duas, sobre o centro e deixe que a luz que cura flua para dentro. Feche o centro.
10. Continue a subir pelo corpo, não esquecendo os braços e as mãos. Trabalhe o peito.

11. Quando chegar ao centro do coração, abra-o, deixe as mãos pairarem sobre ele, transmita luz e feche-o como fez com o centro solar.

12. Termine de trabalhar a parte superior do torso e os ombros, e suba para a garganta.

13. Abra o centro da garganta. Deixe as mãos pairarem, transmita luz e feche-o.

14. Suba da garganta para a área do rosto. Use movimentos rítmicos muito pequenos. Trabalhe o nariz, os ouvidos e também os olhos.

15. Na testa, faça movimentos do centro para fora. Talvez seja bom fazer a mão pairar sobre a área sinusal.

16. Abra o centro do terceiro olho, faça a mão pairar para transmitir luz. Feche-o.

17. Suba para o topo da cabeça. Passe as mãos sobre o couro cabeludo e em volta da cabeça. Abra o centro coronal, passe as mãos sobre ele e transmita luz. Feche-o.

18. Depois de fechar o centro coronal, coloque as mãos suavemente sobre o braço ou sobre o ombro do paciente (corpo carnal) pressionando de leve. Diga ao paciente para se virar.
Se ele não conseguir se virar, ajude-o e faça-o ficar o mais confortável possível. Se ele não puder se virar de jeito nenhum, trabalhe pela frente. (Ver texto.)

19. Trabalhe pés e pernas como quando trabalhou a parte anterior do corpo.

20. Abra o centro da Raiz, mas trabalhe brevemente com ele. Feche-o.

21. Trabalhe cuidadosamente a espinha. É melhor começar com movimentos rítmicos curtos. Depois que a energia se assentar, você pode trabalhar com movimentos mais longos. Trabalhe os dois lados da espinha. Não esqueça as áreas dos rins, dos pulmões e

qualquer outra parte que precise de atenção. Suas mãos saberão onde a cura é mais necessária.

22. Não se esqueça dos braços!

23. Agora, chegou ao cérebro básico. Não se trata de um centro, mas é importante e precisa de atenção especial. Use movimentos circulares e "de amassar", especialmente para dores de cabeça.

24. Transmita luz sobre a cabeça e em volta dela. Abra o centro coronal e deixe a luz entrar, enchendo o corpo inteiro do paciente. Feche o centro. A bênção pode ser dada nesse momento.

25. O Kolaimni terminou. Ponha a mão sobre o braço ou sobre o ombro do paciente e diga-lhe para repousar na luz.

26. Faça a limpeza em água salgada.

Cura emocional

Hoje em dia, mesmo as pessoas que por natureza são tranqüilas têm dificuldade para manter a serenidade em meio à mente coletiva. Antes de tentar a cura emocional, procure saber se não há necessidade de um simples repouso. O desgaste pode afetar o ritmo do corpo, provocando todos os tipos de discordâncias. Às vezes a pessoa está tão contrariada que nem consegue descansar; é quando a cura emocional pode ser muito útil.

Você deve se preparar melhor que de costume para esse tipo de cura, pois está trabalhando diretamente com as energias dos centros (chakras). Se sentir que está absorvendo as vibrações da pessoa, não hesite em usar a luz que cura como um filtro entre seus corpos. A cura emocional não é um exercício arriscado.

Nada do que é ensinado aqui é arriscado, presumindo-se que você seguirá as diretrizes.

Antes de uma cura emocional (ou de qualquer outro tratamento) é sempre bom falar a alguém que vai receber o tratamento pela primeira vez sobre as sensações que talvez tenha. O paciente deve ser incentivado a lhe falar sobre essas sensações. Às vezes a pessoa fica tão descontraída, ou "perdida" na luz, que não tem vontade de falar, mas peça-lhe que fale no caso de ter qualquer sensação forte que provoque mal-estar ou que a faça se sentir "diferente".

Agora, ao exercício. Coloque as mãos sobre o seu corpo etérico, uma de cada lado do centro (chakra) do coração, com as palmas voltadas para o corpo. Os polegares ficarão quase se tocando e bem sobre o centro do coração. Você não vai tocar o corpo carnal. Abra o seu próprio centro do coração. Depois faça as mãos pairarem sobre o centro do coração do paciente. Abra o chakra. Talvez sinta uma corrente passando entre os polegares, e as palmas das mãos podem ficar quentes e formigando. Talvez sinta o formigamento e o calor saindo do próprio centro do coração. Você vai sentir a mesma sensação vindo do seu corpo, descendo pelos braços, pulsos e mãos, até as palmas e especialmente até os polegares. Provavelmente você sentirá como se o seu centro do coração estivesse diretamente conectado ao centro do coração do paciente. E está mesmo, quer você sinta ou não essas sensações.

Nesse ponto, talvez você sinta como se o seu centro do coração estivesse atraindo alguma coisa. Não se preocupe. Você não está absorvendo as vibrações do paciente. Está atraindo as energias profundas da luz. O paciente ficará em sincronia com as suas vibrações. Talvez suas mãos fiquem demasiado quentes. Talvez sinta um frescor no centro da palma das mãos, talvez não. Também é possível que não sinta nada.

Pense em pureza e mantenha esse pensamento por algum tempo. Sinta a luz branca limpando o centro do coração do paciente e o seu centro do coração. Visualize a pureza fluindo de coração a coração como água fresca — luz que cura em forma líquida. Nesse momento, você é o aguadeiro. Todas as vibrações negativas serão lavadas. Dê tempo para que isso aconteça — não se apresse. Vai saber quando prosseguir.

Agora, deixe a luz líquida da limpeza transformar-se na luz radiante e calma da paz. Envolva as áreas do coração com essa luz cheia de paz, permitindo que passe de coração para coração na forma da celestial figura do oito (o símbolo matemático do infinito).

Pode passar suas mãos físicas nesse oito quando se sentir guiado nesse sentido ou quando suas mãos sentirem que querem e devem se mover. Se passar as mãos físicas nesse oito celestial, lembre-se de que esse é um movimento forte. Não fique divagando até entrar em outra dimensão, continuando a passar a mão de um lado para outro até o coração do paciente disparar por causa da força, da energia e das vibrações de luz recebidas. Recomenda-se que use apenas uma das mãos para esse movimento e fique atento ao que sente a cada instante. Fique atento também ao que o paciente está sentindo. Talvez você apenas visualize esse movimento, especialmente se o paciente for sensível às vibrações a ponto de sentir desconforto quando o oito celestial é feito com a mão física. Não tenha medo do oito físico; deixe apenas que a sua consciência seja o seu guia.

Assim, os corações e seus centros serão envolvidos por essa luz calma, amorosa. Massageie o centro do coração com um movimento em meia-lua e um movimento completo (no sentido anti-horário) pensando "cura-paz... cura-amor... cura-paz" várias vezes. Talvez você tenha vontade de dizer isso em voz alta, mas, a menos que seja especialmente orientado nesse sentido, diga silenciosamente.

A Luz é sempre Una com tudo e em tudo. Você e o paciente compartilham dessa Unidade de maneira muito especial, mas agora é hora de se separarem fisicamente. Peça uma bênção para o paciente e então separe-se dele com muita suavidade e permita que a luz volte para o seu centro do coração e o feche. Então, feche o centro do coração do paciente com o movimento circular de sempre. O praticante às vezes fica confuso, perguntando-se que centro fechar primeiro, o dele ou o do paciente. Geralmente, é melhor fechar primeiro o centro do paciente, mas não há regras a esse respeito. Você vai saber instintivamente o que fazer. Algumas pessoas preferem visualizar-se fechando seu próprio centro ao mesmo tempo que fecham o centro do paciente.

*

Mechi: *"Eu não queria trabalhar esta noite, mas senti que precisava. Quero saber sobre cura emocional. Veja, estou chegando lá..."*

Lothar: *"Mas você está cansada e não quer trabalhar muito tempo..."*

Mechi: *"É verdade."*

Lothar: *"Então, não pode estar chegando lá. Mechi, você está agindo como uma criança numa aula de que não gosta, mas parte disso é cansaço do corpo."*

Mechi: *"... e do espírito."*

Lothar: *"Não; seu espírito não está cansado, mas suas emoções estão... Não é de admirar que queira saber sobre cura emocional."*

Mechi: *"Não só para mim — para meus clientes e para todo o mundo. Parece que TODOS precisam de cura emocional nos dias de hoje."*

Lothar para Mechi...
26 de maio de 1981

Como proceder para a cura emocional

1. Peça "paz, pureza e obediência". Prepare-se muitíssimo bem. Peça que um filtro de luz o envolva.

2. Coloque as mãos no seu corpo etérico, uma de cada lado do centro (chakra) do coração, e abra o seu próprio centro. Depois abra o centro do coração do paciente. Você estará realmente fazendo conexão com o centro do coração do paciente e pode sentir uma sensação de "atração".

3. Pense "pureza"... sinta a luz branca limpando o centro do coração do paciente e o seu. Visualize a pureza fluindo de coração para coração como água fresca. É luz que cura em forma líquida e você é o portador da água. Não tenha pressa.

4. Deixe a luz líquida da pureza se transformar na luz radiante e calma da paz. Envolva as áreas do coração com essa luz cheia de paz. Visualize-a passando de coração para coração na forma da celestial figura do oito (símbolo matemático do infinito). Se você for guiado a fazer uma cura mais profunda, passe as mãos suavemente pela forma do oito celestial. Isso é muito eficiente. Vá com cuidado.

5. Massageie o centro do coração com o movimento em meia-lua e o movimento completo no sentido anti-horário pensando "cura-paz... cura-amor... cura-paz". Diga isso várias vezes, silenciosamente, a menos que seja especialmente orientado para falar em voz alta.

6. Peça uma bênção para o paciente.

7. Deixe que a luz flua de volta para o seu centro do coração e separe-se do paciente, tranqüilamente.

8. Feche o seu centro.

9. Feche o centro do coração do paciente com o movimento circular de sempre.

Cura a distância

Muitas vezes a distância, ou outra razão qualquer, não permite que você esteja fisicamente perto da pessoa que deseja receber o Kolaimni, mas isso não constitui um problema. As curas a distância funcionam muito bem. (É claro que você só está ausente no corpo carnal. Em espírito, você está com a pessoa.)

Se possível, é bom que você e o paciente sincronizem os horários, para que aquele que recebe possa ficar deitado e fechar os olhos, ficando mais consciente da Luz. Mesmo que não possa, é bom para ele saber que você está trabalhando com ele naquele momento em particular. Por exemplo: saber que você está recebendo Kolaimni no exato momento em que está numa cadeira de dentista é uma das coisas mais tranqüilizantes que conheço.

Mesmo que você e o paciente não consigam sincronizar os horários, é muito reconfortante para a pessoa saber que você vai colocá-la em conexão com a Luz. Muitas vezes ela sente a Luz quando você começa a trabalhar. Outras vezes percebe que você está trabalhando nela porque começa a se sentir melhor.

Pedindo permissão para curar os outros

Talvez você tenha se perguntado se é possível dar Kolaimni a uma pessoa sem o conhecimento dela. Sim, é possível... mas antes é preciso pedir permissão à pessoa, pois o livre-arbítrio deve ser respeitado. Quando a pessoa está longe ou há algum outro motivo que o impeça de fazer isso no plano terreno, pergunte à sua consciência superior. Para fazer isso, entre dentro de si mesmo, como na meditação, e pergunte à pessoa, em espírito, se você pode fazer esse trabalho.

Se nenhuma resposta for ouvida, presumimos que se trata de um "sim". Mas quando a resposta é não, não desista. Lembre-se de que uma pessoa que de alguma forma está doente pode não tomar decisões claras. Por isso, espere um pouco e pergunte de novo. Se continuar a receber respostas negativas, peça a outro kolaimnista para perguntar se pode fazer o Kolaimni.

Talvez a pessoa necessitada não queira que você lhe aplique o Kolaimni, mas o aceite de outra pessoa. Se isso acontecer, não fique magoado. Não é culpa sua, nem significa que ela não gosta de você. Há muitos motivos para a recusa. Às vezes, são simplesmente as vibrações que não estão compatíveis nesse momento.

*

Mechi: *Lothar, aqui estou — com um dia de atraso, mas estou aqui. Quer continuar a falar de cura a distância?*

Lothar: *Sim, Mechi, sei que hoje você está inquieta, mas é bom se acostumar a conversar comigo, mesmo quando não tem vontade. Mas, voltando ao que você chama de cura a distância — a cura de alguém que não está fisicamente presente. De certa forma, não é muito diferente de outras curas, mas, como é necessário fazer um grande trabalho com a Mente Universal, e como isso requer concentração, além de pedir paz, pureza e obediência, faça o seguinte: sente-se na sua costumeira posição de meditação. Cada pessoa escolhe uma determinada posição ou, se você estiver num lugar onde não pode ficar facilmente na posição de meditação, sente-se confortavelmente numa cadeira. Você pode até se deitar se isso a ajudar a se concentrar, mas, é claro, não cochile. Agora, coloque as mãos sobre o chakra coronal (etérico, naturalmente. Nunca toque o corpo carnal, a menos que eu deliberadamente lhe diga para fazê-lo). Então, coloque as mãos sobre o chakra coronal e sinta a luz dourada e branca. Essa luz vai encher gradualmente todo o seu corpo — provavelmente você vai sentir formigamento e frescor. (Algumas pessoas, só para serem diferentes, sentem calor.) É brincadeira o pedaço sobre "ser diferente". As pessoas sentem essas energias de maneiras diferentes. Quando estiver plena de luz e reluzente, peça o esclarecimento espiritual. Pergunte se a pessoa quer ser curada e se deve ser curada. Vai sentir bem claramente se a resposta é sim ou não...*

Lothar para Mechi
19 de setembro de 1981

Como proceder no Kolaimni a distância

1. Peça "paz, pureza e obediência".
2. Abra o seu centro coronal e sinta a luz entrando e inundando você.
3. Peça inspiração espiritual, depois pergunte à pessoa necessitada se ela aceita o Kolaimni.
4. Se a resposta for "não", abençoe a pessoa e afaste-se.
5. Se a resposta for "sim", use a visão do seu terceiro olho para visualizar a pessoa o mais claramente possível.
6. Quando o corpo estiver dentro do seu campo de visão espiritual, envolva-o e encha-o com a Luz que o inunda e peça proteção para você mesmo nessa Luz.
7. Veja o feixe de Luz que vai do seu centro solar ao centro solar do paciente, conectando os dois.
8. Visualize suas mãos como mãos de Luz, fazendo um Kolaimni exatamente como se você estivesse fisicamente com o paciente.
9. Quando terminar o Kolaimni básico, pode usar no paciente outras técnicas de cura Kolaimni — Emocional, Energética, ou o que for necessário.
10. Quando tiver terminado tudo, descanse calmamente na Luz por um momento, vendo o seu paciente curado.
11. Feche o centro solar do paciente. Atraia a Luz de volta para o seu próprio corpo e feche o seu centro solar.

12. Feche o seu centro coronal e deite-se ou fique sentado em silêncio por alguns momentos, agradecendo pela Luz e pelas habilidades especiais que teve permissão para usar.
13. Ofereça seu trabalho erguendo as mãos, com as palmas voltadas para cima, e depois vire-as para baixo para deixar que vão embora quaisquer vibrações discordantes.
14. Se achar que é necessário, faça também a limpeza com água salgada.

Uma cura simples a distância — quando o Kolaimni não é aplicado. O paciente é simplesmente mantido na luz

1. Peça "paz, pureza e obediência".
2. Reze — peça uma bênção para o paciente e coloque-o nas mãos de Deus.
3. Pense paz. Veja-o cheio de paz.
4. Pense cura.
5. Peça a seu Mestre Espiritual para envolver o paciente na luz que cura ou para mostrar a ele como fazer isso.

Cura a distância em grupo

Essa cura pode ser feita por duas pessoas, mas é melhor que sejam três ou mais. Se forem três, sentem-se formando um triângulo. Se forem quatro, formem um quadrado. Se forem mais, sentem-se em círculo.

Há duas maneiras de proceder. Cada pessoa pode visualizar o seu próprio paciente no centro. Haverá quatro visualizações se houver quatro agentes de cura, mas cada um visualizará apenas o seu paciente. A cura será mais forte em cada um deles, pois quatro raios de energia estarão em ação.

Sempre que um grupo trabalha em conjunto, a soma de energia é maior que o número de agentes da cura envolvidos. Quatro pessoas trabalhando juntas produzem mais que quatro vezes a energia de uma pessoa. Essa é uma das poucas vezes em que a regra de nunca ter mais de duas pessoas trabalhando num paciente ao mesmo tempo pode ser desconsiderada.

Para focalizar a energia de forma a produzir a maior energia de cura possível, só um de vocês deve escolher um paciente. Talvez todos conheçam essa pessoa, talvez não. Isso não importa. Com a visão do terceiro olho, você conseguirá ver ou visualizar uma forma — um homem ou uma mulher que precise de ajuda. Às vezes você consegue ter uma visão bem clara e detalhada do paciente, apesar de nunca tê-lo visto com os olhos físicos. Você nem precisa saber o que há de errado com ele, pois vai ter uma visão bem clara enquanto trabalha.

Comecem formando um triângulo, um quadrado ou um círculo. Peçam "paz, pureza e obediência". Sentem-se de maneira confortável.

Visualizem o paciente no centro do círculo. Abençoem-no. Perguntem, cada um dentro de si mesmo, se o paciente quer ser curado. Se um de vocês ouvir uma resposta negativa, deve dizer aos outros. Então, envolvam o paciente em amor suave e perguntem outra vez.

Se a segunda resposta for não, desistam e tentem trabalhar esse paciente em outra ocasião. Fiquem meditando na luz por alguns minutos e então comecem o trabalho com outro paciente. É raro ouvir um "não", mas muitas vezes não se ouve resposta alguma ou apenas um dos agentes da cura ouve a resposta afirmativa. Consideramos isso como um "sim". O silêncio é tomado como uma resposta afirmativa.

Agora vocês já abençoaram o paciente e já têm a sua permissão para curá-lo. Não é necessário que se unam ao paciente através do centro solar como uma cura individual a distância, porque a energia é muito forte quando vários agentes da cura trabalham com ela. Envolvam o paciente na luz que cura e, nas primeiras vezes, peçam a seus guias espirituais que lhes digam como fazer. Aceitem a orientação de seus mestres invisíveis nessa cura em grupo, pois nem imaginam como é forte o seu poder.

Antes de começar o Kolaimni, pensem "cura, cura" e depois, lentamente, pensem "paz". Concentrem-se com o paciente e prossigam com o Kolaimni. Aquele que recebe será ajudado, mesmo que vocês apenas o mantenham na Luz, mas sugerimos que façam um Kolaimni normal. Vocês verão que suas mãos sabem como sentir os lugares a serem tratados e como tratá-los, como se o paciente estivesse deitado bem à sua frente. E, na verdade, ele está deitado à sua frente em outra dimensão.

Talvez você sinta dor no seu corpo, como se fosse um eco da dor do paciente. É como ter um mapa para trabalhar e, quando o eco da dor diminui no seu corpo, você saberá que está diminuindo no corpo do paciente. Você nem sempre a sentirá, mas ficará feliz quando sentir.

Quando terminar, espere um pouco, caso os outros ainda não tenham terminado, apesar de trabalharem quase que como uma só entidade. Agradeça pela cura realizada. Geralmente esse agradecimento é silencioso, mas às vezes a alegria é tão intensa que você não consegue ficar em silêncio e agradece em voz alta. Deixe, então, que a luz que cura seja absorvida. Ela vai penetrar no seu corpo e no corpo do paciente. Às vezes a visualização vai ficando mais brilhante e depois diminui. Fique sentado em silêncio, depois levante-se e faça a limpeza com água salgada se for necessário. Você estará cheio de paz e alegria.

Como proceder no caso de cura a distância em grupo

1. Peça permissão para curar. *Não* se ligue ao paciente através do centro solar.
2. Peça orientação à Totalidade ou a seus mestres espirituais.
3. Pense "cura, cura, paz". Concentre-se no paciente.
4. Faça a cura Kolaimni. Pode ocorrer um "eco de dor".
5. Espere até todos os agentes da cura terminarem.
6. Agradeça.
7. Deixe que a luz seja absorvida.
8. Faça a limpeza.

Autocura

É aconselhável que os kolaimnistas recebam, se possível, um Kolaimni todos os dias. Há também ocasiões em que um agente da cura precisa ser curado e não há nenhum kolaimnista à mão para ajudá-lo. As lições que se seguem ensinarão você a fazer um Kolaimni em si mesmo e a usar a Luz para muitas outras necessidades que possa ter. Apesar de usar a visualização, você precisa compreender que ela é mais do que você geralmente entende por visualização. É visão real. Você realmente verá o seu corpo na sua mente e será capaz de trabalhar nele como se estivessem fazendo um Kolaimni numa pessoa fisicamente presente.

Para a massagem etérica diária, deite-se, ou sente-se, como se fosse receber um Kolaimni de outra pessoa e peça "paz, pureza e obediência". Centre-se fazendo as mãos pairarem sobre o centro solar, apesar de não precisar abrir esse centro. Em geral ele se abre automaticamente, pois as vibrações que se sente nas mãos e no corpo têm o mesmo padrão vibratório.

Agora você tem a opção de usar as mãos físicas na medida em que o conforto permitir, ou de visualizar mãos de luz. Se escolher o método da visualização, coloque as mãos físicas ao lado do corpo e veja Mãos de Luz fazendo o Kolaimni no seu corpo, ponto por ponto, exatamente como qualquer Kolaimni é feito.

Quando chegar aos centros de energia, talvez queira usar suas mãos físicas para poder sentir o fluxo da energia com mais facilidade. Mas, depois de se acostumar, sentirá também as ondas de energia saindo das Mãos de Luz visualizadas. Como dá para perceber, é muito *mais* que uma visualização. As Mãos de Luz são reais e você está recebendo energia da própria fonte.

Quando terminar a parte da frente do seu corpo, vire-se e deixe as Mãos de Luz trabalharem as costas.

As Mãos de Luz são necessárias para fazer todo esse trabalho, incluindo o centro da raiz e o cérebro básico, pois fica fora de jeito ou é impossível alcançar esses lugares com as mãos físicas. Mas, se quiser, pode abrir e fechar manualmente seu chakra coronal.

Quando terminar, se for possível, descanse um pouco no estado de descontração que se segue ao Kolaimni. Depois agradeça e siga o seu caminho.

Procedimento para a autocura

1. Peça “paz, pureza e obediência”.

2. Concentre-se, passando as mãos sobre o centro solar.

3. Faça um Kolaimni em você mesmo exatamente como faria em outra pessoa. Você pode visualizar Mãos de Luz fazendo o Kolaimni inteiro ou pode usar suas mãos físicas na medida em que o conforto permitir.

4. Quando terminar, se for possível, descanse um momento na Luz e depois siga o seu caminho.

Energia para si mesmo

Fique numa posição descontraída. Estique-se de costas ou, se achar que vai dormir, sente-se com a coluna reta e os pés lado a lado. Essa cura é diferente, pois deixa todos os centros de energia abertos até o fim.

Ponha as mãos no seu corpo etérico, bem sobre o centro solar. Abra o centro solar e sinta as mãos se aquecerem e o centro formigar à medida que as vibrações passam. Visualize luz fluindo das palmas das mãos, passando pelas pontas dos dedos e entrando no centro solar.

Leve as mãos para o centro do coração. Abra o centro. Deixe suas mãos pairarem sobre cada centro de energia, até sentir calor ou talvez formigamento. Em alguns casos, sentirá frio em vez de calor. Quando tiver essa sensação, faça um movimento circular com as mãos sobre o centro de energia, massageando-o. Quando a sensação se tornar intensa ou simplesmente quando o seu "médico interior" (aquela percepção dentro de você) lhe disser que é hora de prosseguir, vá para o próximo centro.

Abra cada centro, faça as mãos pairarem sobre cada um deles e massageie o corpo etérico em círculo. Do centro do coração, vá para o centro da garganta, depois suba para os olhos. Trabalhe os olhos, apesar de não serem um centro. Mantenha-os fechados e passe os dedos para a frente e para trás. Apesar de tocar apenas o corpo etérico, e não os olhos físicos, esse movimento massageia os músculos. Suba para a testa, para o centro do terceiro olho, e depois para o centro coronal.

Deixe as mãos pairarem por mais tempo sobre o centro coronal, imaginando uma luz viva e vendo você mesmo entrar numa coluna de radiância branca, um perfeito dilúvio de luz. Massageie em movimento circular e deixe as mãos pairaram sobre a área. Imagine mais uma vez todo o seu corpo banhado nessa luz. Na verdade, ele está mesmo banhado nessa luz. Você pode vê-la com os olhos físicos fechados, como veria um relâmpago.

Depois, com as mãos sobre o corpo etérico, faça um movimento no sentido anti-horário sobre cada centro e feche-os: comece com o coronal e vá para os centros do terceiro olho, da garganta, do coração e solar.

*

... Agora — já lhe falei um pouco sobre isso, mas vou repetir porque é correto e, além disso, preciso elaborar melhor — toda energia está lá em vibrações superiores. Seu corpo carnal está numa freqüência vibratória inferior à dos outros corpos e portanto, você pode se sentir mole e lenta por vários motivos. Essa é uma das razões pelas quais você dorme. O relaxamento é muito necessário para que você possa receber vibrações superiores que elevarão as SUAS vibrações. Imagine um pedaço de couro — ou qualquer outra coisa, um tambor, por exemplo — em que alguém bateu e que está vibrando: se alguém começar a bater nele em ritmo rápido com uma baqueta, vai começar a vibrar cada vez mais depressa. Quando um pedaço de metal está vibrando lentamente e um outro pedaço de metal, vibrando em alta velocidade, é colocado contra ele, ele vai apanhar as vibrações mais rápidas, apesar de elas se tornarem um pouco mais lentas ao serem colocadas contra o metal que vibra mais devagar. Mas, ainda assim, vibram muito mais depressa do que o metal que vibra mais devagar. — Acho que isso não ficou bem claro...

... Agora — seu corpo carnal precisa receber essas vibrações dos corpos que vibram com mais rapidez: descendo através do espiritual, para o astral e o etérico (que é o seu transmissor). Incidentalmente, algumas pessoas não gostam nem mesmo de pensar no corpo astral porque, de certa forma, ele é o aspecto inferior do espiritual e, no domínio astral, as coisas não são tão desenvolvidas quanto no domínio espiritual... bem, não vamos discutir esse ponto porque NÃO TEM NADA A VER COM ISSO...

Lothar para Mechi
2 de junho de 1981

Procedimento para obter energia para si mesmo

1. Peça "paz, pureza e obediência".
2. Fique em posição relaxada, de preferência deitado, mas sente-se se for necessário.
3. Comece colocando as mãos no corpo etérico, sobre o centro solar. Abra o centro movendo as mãos no sentido horário. Faça as mãos pairarem, sinta-as se aquecerem e sinta o centro formigar. Visualize a luz fluindo da palma de suas mãos, passando através da ponta dos dedos e entrando no seu centro.
4. Ao ter alguma sensação, massageie o centro etérico com um lento movimento circular.
5. Faça o mesmo nos dois centros seguintes, o do coração e o da garganta. Suba à medida que sua percepção interior o orientar nesse sentido.
6. Vá para os olhos fechados. Faça as mãos pairarem, sinta a sensação. Mova os dedos para a frente e para trás.
7. Vá para o centro do terceiro olho. Abra, deixe as mãos pairarem acima dele, sinta a sensação e massageie com um movimento circular.
8. Abra o centro coronal e deixe as mãos pairarem acima dele por mais tempo. Imagine luz viva, entrando no centro numa coluna de radiância branca — um perfeito DILÚVIO de luz. Massageie

o centro coronal com um movimento circular. Faça as mãos pairarem outra vez. Imagine o seu corpo banhado em luz.

9. Feche os centros começando com o coronal, descendo para os centros do terceiro olho, da garganta, do coração e solar.

10. Agradeça.

Mudanças de humor

Este exercício o ajudará a controlar mudanças de humor — você sabe, aquelas ocasiões em que se sente animado num minuto e desanimado no minuto seguinte. É um exercício muito simples e eficaz.

Faça as mãos pairarem sobre o centro coronal e deixe penetrar a luz que cura e estabiliza. Depois, feche parcialmente o centro. A luz continuará a entrar e a trabalhar sem sobrecarregar você.

Quando estiver tenso, faça massagens sobre o cérebro básico e à volta dele. Isso vai relaxar todos os seus músculos. Se está emocionalmente abalado, abra o centro solar, faça as mãos pairarem sobre ele e envie para dentro a luz relaxante, que cura. Feche-o parcialmente.

Suba para o centro da garganta. Abra, deixe as mãos pairarem, faça movimentos rítmicos e feche. Depois, feche o centro solar e, por último, o centro coronal. Descanse alguns momentos na Luz.

Procedimento para a mudança de humor

1. Abra o centro coronal. Faça as mãos pairarem sobre ele. Deixe a luz fluir para dentro. Feche parcialmente o centro.
2. Vá para o cérebro básico. Massageie essa área e em volta dela.
3. Abra o centro solar. Faça as mãos pairarem sobre ele. Deixe a luz que cura entrar. Feche parcialmente.
4. Vá para o centro da garganta. Abra. Faça as mãos pairarem sobre ele. Faça movimentos rítmicos. Feche.
5. Feche o centro solar.
6. Feche o centro coronal.
7. Descanse por alguns momentos na Luz.

Descontração

Relaxe a coluna o máximo possível. O ideal é deitar. Se não, sente-se confortavelmente ou, se necessário, fique em pé. Tente manter a coluna descontraída, não caída — descontraída. Há aí uma diferença. Respire profundamente e relaxe outra vez. Visualize a luz branca que cura subindo pela sua espinha. Enquanto ela sobe, coloque as mãos, uma em cima da outra, na nuca (no corpo carnal, dessa vez), sobre o cérebro básico. Talvez sinta um calor reconfortante.

Agora visualize esse calor penetrando no seu cérebro básico. Apesar desse cérebro não estar envolvido com os processos do pensamento, todo o seu interior vai ficar mais lento. A respiração, os pulmões, o pulso, o coração e o estômago serão regulados para um ritmo mais calmo e constante.

A luz vai descer através dos músculos tensos dos ombros para o centro da garganta, onde essa pulsação era tão forte um minuto atrás. Agora, pressione suavemente a ponta dos dedos de ambas as mãos sobre o terceiro olho. Seus polegares estarão quase em suas têmporas. Sinta o calor reconfortante e relaxe.

Então, coloque os dedos suavemente sobre o centro coronal, polegares para baixo, a base das mãos logo acima das têmporas. Sinta o calor (às vezes, o frio) lá dentro. Por alguns minutos, você não vai pensar em nada. Até seus pensamentos estarão repousando. Quando estiver pronto, feche o centro coronal com suaves movimentos circulares dos dedos. Provavelmente, você vai ter vontade de murmurar um “obrigado”. E com certeza não estará mais tenso e apreensivo.

Lembre-se: se estiver num lugar onde fique esquisito sentar com as mãos na cabeça, etc., você pode apenas visualizar o calor entrando no centro coronal. Na verdade, você só pode visualizar tudo se, por exemplo, estiver num ônibus cheio ou tiver qualquer outro motivo para não usar as mãos.

Talvez ache mais rápido e mais fácil usar as mãos, pelo menos no início, mas a sensação é tão boa que provavelmente você vai querer fazer tudo devagar para aproveitá-la, seja qual for o método que use. Falando em pressa, se estiver sem tempo, pode fazer tudo isso em cerca de um minuto.

Procedimento para a descontração

1. Prepare suas vibrações para a cura pedindo "paz, pureza e obediência".
2. Neste exercício, você tocará o corpo carnal.
3. Deite-se, se possível. Se não, sente-se ou fique em pé. Relaxe a coluna.
4. Respire profundamente e relaxe outra vez a coluna.
5. Veja a luz branca subindo pela espinha.
6. Coloque as mãos, uma em cima da outra, na nuca, sobre o cérebro básico.
7. Sinta o calor entrando no cérebro básico e descendo pelos músculos dos ombros até o centro da garganta.
8. Pressione suavemente os dedos das duas mãos sobre o terceiro olho. Os polegares estarão quase nas têmporas. Sinta o calor.
9. Coloque os dedos suavemente contra o centro coronal, com os polegares quase nas têmporas e a base das mãos logo acima delas. Sinta o calor.
10. Feche o centro coronal com um movimento no sentido anti-horário.
11. Agradeça.

Preocupação

Este é um exercício muito bom para diminuir a preocupação, pois relaxa e remove do cérebro os padrões negativos criados pela preocupação, sejam quais forem as suas causas. É bom, antes de começar este exercício, ficar em silêncio por cinco a dez minutos, meditando sobre alguma coisa como o versículo da Bíblia cristã sobre a proteção que têm as flores e os pássaros e sobre a proteção muito maior que você terá. Talvez prefira alguma outra reflexão para remover as vibrações negativas.

Fique numa posição confortável e faça as mãos pairarem sobre o centro coronal etérico. Abra-o e sinta o fluxo de luz que desce, entrando na área da cabeça e cobrindo gradualmente o corpo inteiro. Caso ele seja forte demais para você, feche parcialmente o centro coronal.

Agora deixe as mãos pairarem e faça movimentos rítmicos na testa, até chegar ao terceiro olho. Não abra agora o terceiro olho; desça para o centro da garganta. Faça movimentos rítmicos e deixe as mãos pairarem sobre o centro da garganta. Abra-o e sinta a luz quente entrar, relaxando a tensão que provavelmente você sente nessa área.

Feche parcialmente o centro da garganta e desça para o centro do coração. Abra-o e sinta a luz relaxante lá dentro. Talvez você esteja sentindo uma dor pesada na área do peito. Vai sentir essa área relaxar.

Feche parcialmente o centro do coração e depois vá para o centro solar. Abra-o. A luz vai se espalhar pela região média de seu corpo, penetrando profundamente. Provavelmente, você sentia muita tensão na área solar. Agora vai sentir todos os músculos relaxarem.

Visualize a luz envolvendo todo o seu corpo — frente e costas —, subindo pela espinha num fluxo de luz branco-dourada. É mais dourada que branca. Deite-se ou sente-se banhado nessa luz, dos pés até o centro coronal. Deixe que a luz penetre em você.

Feche o centro solar, depois o centro do coração e depois o centro da garganta. Leve as mãos ao terceiro olho e abra-o. Agora ele vai ficar cheio de luz e você pode encontrar uma bela solução para o seu problema. Mas é mais provável que apenas aproveite a linda luz e se dê conta da proteção que está recebendo.

Feche o terceiro olho. Suba para o centro coronal. Feche-o e agradeça pela bênção. Fique sentado ou deitado por alguns instantes, aproveitando o relaxamento. Levante renovado e revigorado.

*

"... Você percebe que se trabalhasse apenas com o Kolaimni comum e com nada além do Kolaimni, ainda assim estaria prestando um grande serviço à humanidade? E há também o trabalho a ser feito em relação à cura do planeta. Você tem muito que fazer agora. Não se preocupe com aulas futuras — sempre lhe darei material suficiente para ensinar. Sugiro que, além de ensinar novas técnicas, reveja as velhas para que fiquem bem claras na mente dos alunos. Vou lhe dar mais instruções sobre isso quando preparar a próxima aula. Meus Alunos — 'vamos fechar a loja um pouco' por causa da época do ano. As energias estão mais baixas. Tudo se move num ritmo mais lento. Espere até o Solstício do Inverno para que haja uma nova onda de energia juntamente com uma maior participação minha. Não sou afetado pelo Solstício tanto quanto vocês e o planeta mas, do seu lado do globo, essa é a estação do inverno, quando as plantas, os animais e a própria terra descansam um pouco.

Lembra-se quando me aproximei de você pela primeira vez — depois do Solstício do Inverno, quando as coisas estavam ressurgindo? Mas, mesmo assim, caminhamos devagar no início. Confie em mim, Mechi! Eu sei o que estou fazendo e o que você deve fazer. Agora, boa-noite, minha Aluna. Você não está abandonada..."

Lothar para Mechi
29 de outubro de 1981

Procedimento para remover a preocupação

1. Se possível, medite em silêncio por cinco a dez minutos antes de começar.

2. Faça as mãos pairarem sobre o centro coronal. Abra-o e sinta a luz descer gradualmente, cobrindo todo o seu corpo. Feche parcialmente o centro coronal se o fluxo for forte demais.

3. Deixe que as mãos pairem e faça movimentos rítmicos, atravessando a testa até o terceiro olho. *Pule o terceiro olho e vá para o centro da garganta.*

4. Abra o centro da garganta. Sinta a luz quente entrar, relaxando a tensão. Feche parcialmente o centro da garganta.

5. Vá para o centro do coração. Abra e sinta a luz amorosa e relaxante lá dentro. Feche parcialmente o centro do coração.

6. Vá para o centro solar. Abra-o e sinta a luz se espalhar pela região média do seu corpo. Ela vai entrar bem profundamente. Sinta os músculos relaxarem.

7. Visualize a luz envolvendo todo o seu corpo, na frente, nas costas e subindo pela espinha. Você está banhado em luz. Deixe-a penetrar.

8. Feche o centro solar, depois o centro do coração e o centro da garganta.

9. Vá para o terceiro olho e abra-o. Talvez veja a solução para o seu problema ou apenas aproveite a luz e perceba que está protegido. Feche o terceiro olho.
10. Vá para o centro coronal. Feche e agradeça pela bênção.
11. Fique deitado ou sentado por alguns instantes, aproveitando o relaxamento. Você vai levantar sentindo-se renovado e forte outra vez.

Redução da dor

Esta é uma forma muito simplificada e pode ser usada quando você estiver em público ou com pressa. É claro que é melhor fazer primeiro um Kolaimni completo no paciente ou em você mesmo. Se não for possível, imagine uma luz, uma luz branca que cura, indo do seu centro solar ao centro solar do paciente. Não importa a localização da dor: os músculos da área solar enrijecem com qualquer dor.

Visualize a luz branca e radiante brilhando no centro solar. Visualize a luz se espalhando até envolver o corpo do paciente (ou o seu, se estiver trabalhando em você mesmo).

Veja um raio de luz indo diretamente à área afetada pela dor. Imagine esse raio de luz brilhando sobre a área afetada, trazendo cura e alívio com ele. Mantenha-o lá enquanto você se concentra na luz e no alívio crescente.

Agora faça a luz subir à área do cérebro básico para ajustar todos os processos físicos automáticos. Imagine a luz envolvendo, gradualmente, toda a cabeça e a área do cérebro. O centro coronal provavelmente vai brilhar.

Faça a luz voltar lentamente para o centro solar. Desligue-se, fechando o centro solar do paciente. Deixe a luz voltar para o seu próprio centro solar. Feche-o.

Se estiver trabalhando em si mesmo, deixe apenas que a luz entre novamente no seu centro solar.

Essa técnica é simples e, com um pouco de prática, pode ser muito relaxante para uma pessoa necessitada e muito mais eficaz do que se acredita. Todos devem ser incentivados a controlar a própria dor de maneira a poder ensinar os outros, usar a técnica em si mesmo ou usá-la a distância.

Como você já percebeu, o alívio da dor parece quase auto-hipnótico, e é mesmo. No entanto, se o paciente estiver doente demais ou com dor demais para pensar nas palavras, ou se ficar irritado quando você lhe disser que se sinta bem quando está sofrendo, tente fazê-lo imaginar-se com:

a. Luz no plexo solar
b. Luz envolvendo o corpo
c. Raio de luz brilhando sobre a área da dor
d. Luz na nuca
e. Luz envolvendo a cabeça
f. Luz envolvendo o corpo outra vez
g. Luz de volta ao plexo solar.

Você pode acompanhar o paciente nesses estágios algumas vezes, mas incentive-o a fazer a visualização por si mesmo.

*

"... Ao meditar, muitas vezes você não consegue ver o tipo de dor que a pessoa tem ou por que a tem. Trata-se de algo particular da pessoa. Você vai perceber distintamente quando não pode fazer nada a esse respeito. Quando isso acontece, ainda há o que fazer, como, por exemplo, a cura emocional. Muitas vezes, isso é suficiente para curar a dor se ela tem origem nas emoções. Há uma outra coisa que sempre aconselho alguém a fazer antes de um tratamento para a dor — conduzir o paciente através dos estágios dos exercícios de relaxamento da tensão. Às vezes, só isso é o suficiente para ele se livrar da dor. Torna as coisas mais fáceis até mesmo quando a dor da pessoa é escolhida. Nunca queremos sofrer mais do que é necessário. Seria orgulho. E, no caso de o próprio paciente ter escolhido a dor, aconselho a rezar para que ele receba uma combinação de força e paz. Depois deixe tudo nas

mãos do Mestre. Percebo que você está pensando que pode ter sido 'enganada' ao não conseguir curar uma dor — toda esta conversa sobre dor 'escolhida'. Nada disso. Você vai perceber CLARAMENTE quando você é capaz de trabalhar com um certo tipo de dor e quando não é..."

Lothar para Mechi
26 de julho de 1981

Procedimento para a redução da dor

1. Respire profundamente três vezes, inalando e exalando lentamente.
2. Relaxe o máximo possível.
3. Visualize uma luz branca radiante brilhando no centro solar, a região do plexo solar. Você ou o paciente podem sentir calor ou frio. Mas, independentemente de sentir ou não esses efeitos, é uma luz que cura e conforta.
4. A luz se espalha até envolver o seu corpo.
5. Veja um raio de luz ir diretamente à área específica da dor.
6. Visualize essa luz brilhando sobre a área afetada, proporcionando cura e alívio.
7. Mantenha-a lá. Concentre-se na luz e no alívio crescente da dor.
8. Leve a luz até a nuca, àquele lugarzinho onde a espinha parece encontrar o crânio. Sinta a tensão na espinha diminuir e relaxar.
9. Visualize a luz envolvendo toda a sua cabeça e a área do cérebro. É uma luz muito suave... relaxante.
10. Retire a luz da área da cabeça. Uma vez mais, fique consciente de que ela envolve todo o seu corpo, trazendo alívio, relaxando todos os músculos — diminuindo, diminuindo a dor. Você está

flutuando na luz. Você está envolto nela — afundando nela. É tão bom...

11. Faça a luz voltar para o plexo solar.

12. Você está aliviado e melhor. Pode ficar acordado ou cair no sono. Relaxe, sabendo que, se a dor voltar, você poderá fazer este exercício outra vez.

Alegria

É importante fazer uma distinção entre "felicidade" e "alegria". Poderíamos dizer que a felicidade é feita dos componentes cuja totalidade é a alegria. Você fica feliz porque a pessoa que ama também o ama. Ou porque ganhou nas corridas, ou porque escreveu um *best-seller*, ou porque teve um filho, ou porque o médico disse que o tumor era benigno. Todas essas coisas podem causar uma felicidade passageira, mas a alegria é um estado de ser, uma unidade com o Um. E toda a felicidade se encaixa dentro dela, e ainda deixa tanto espaço sobrando que chega a ser engraçada a imagem da felicidade se encaixar na alegria.

A vibração da alegria é impressionante. É maravilhosa. É conhecer a vida, a luz e o amor na plenitude. Conhecer O Grande é experimentar alegria — sempre! Experimentar alegria, alegria real, é experimentar Deus — sempre! A alegria traz a paz ao mundo e às pessoas. A alegria é plenitude, uma experiência da Totalidade exterior e interior. Quando Deus ensina a bondade, a generosidade, o autosacrifício e todas essas coisas, Ele está simplesmente querendo uma única coisa — a sua felicidade. A *sua* felicidade — a sua *felicidade — a sua completa Alegria.* Você percebe que tem o dever e a obrigação de aceitar essa alegria? Compreende que deve dar um passo adiante e se dedicar à aceitação da alegria? Uma pessoa cheia de alegria torna-se altruísta, não egoísta. Essa alegria transborda para todos — que se tornam parte de tudo e de todos. Tem que ser dessa maneira, pois elas estão tendo a experiência de Deus. Essa é uma meditação que pode ajudar a nos abrirmos para a alegria.

Meditação da alegria

Esta é uma meditação para você usar em si mesmo, que alivia a tristeza ou a previne. Alguns kolaimnistas gostam de fazê-la todos os dias e sentem que ela deixa seus espíritos mais leves, como nenhuma outra coisa consegue.

Se estiver num lugar onde possa ficar na sua posição favorita para meditar, melhor. Mas se estiver sentado à mesa de trabalho ou em algum outro lugar onde isso é impossível, respire profundamente algumas vezes e feche os olhos. (Até mesmo fechar os olhos não é obrigatório. Conheço pessoas que conseguem fazer com sucesso esta meditação no meio de uma reunião de negócios.)

Eleve suas vibrações pedindo "paz, pureza e obediência" e, na sua mente, diga algo assim: "Ó Deus (ou Totalidade, ou Grande, ou seja qual for o termo que use para entrar em contato com o Divino), ó Grande, ó Tudo. Eu aceito a alegria. Viverei em alegria. Serei uma coisa só com a alegria para que possa ser um Contigo e levar os outros à consciência da Tua alegria." Não é preciso usar exatamente essas palavras, mas elas passam a idéia e têm uma boa vibração. Fique à vontade para escolher as suas próprias palavras, contanto que o sentido geral seja o mesmo.

Agora relaxe e veja uma luz suave e radiante no seu cérebro básico, onde sua cabeça encontra o pescoço. Você sentirá todo o seu corpo relaxar e o ritmo do pulso e da respiração ficar mais lento e regular.

Descontraia os ombros mais ainda e sinta a luz passar suavemente através deles. Ela vai descer pelos braços e, provavelmente, pela espinha. Você vai relaxar por inteiro.

Fique envolto na Luz. Não é preciso pensar conscientemente em manter a luz à sua volta — você é a Luz. Você não precisa pensar conscientemente em coisa alguma. A Luz está em você — à sua volta.

Você sentirá lentamente a Luz se expandindo. Talvez sinta uma pulsação rítmica, como o mar — vibrações de vida e de amor no mar de Luz. Você será um com a Luz.

Deus está no silêncio, assim como está na música das esferas. Deus está na escuridão suave dos olhos fechados, assim como está no brilho ofuscante de uma estrela. Você pode ouvir música — ou palavras — ou ver imagens. Pode viajar através do cosmos ou experimentar outras dimensões. Ou pode, simplesmente, ter uma sensação de paz e eqüidade. Qualquer coisa que experimente estará correta para você no momento e pode ser diferente a cada vez. Se você experimentar "apenas" uma sensação de relaxamento e descanso, por favor não se sinta lesado. Você não está à procura de sensações! Está abrindo seus olhos espirituais para se tornar parte da Totalidade.

Quando estiver pronto, deixe a consciência retornar ao seu corpo — ficar mais uma vez incluída no seu corpo. Fique ali, envolto em paz e amor. Você pode ficar envolto na Luz o tempo que quiser. Depois sinta-a esvanecer-se lentamente. Mas a consciência dessa Luz vai permanecer em você e, quando você se levantar e continuar o seu caminho, perceberá que a alegria vai com você.

Preces de além das dimensões

Por favor, use a sua própria palavra para "Deus".
Cada um sabe que vibração verbal usar para
se referir à Totalidade.

Prece da manhã

Concede-nos o poder e a beleza da tua bênção, ó Deus!
Purifica e fortalece-nos para que possamos levar conosco, ao longo do dia, a tua Luz divina.
Lava-nos e envolve-nos na Luz da tua pureza.
Santifica-nos e preenche-nos com a Luz da tua paz.
Aceita-nos e cinge-nos com a Luz da Obediência a ti.
Que caminhemos na Luz!
Que digamos palavras de Luz!
Que a Luz preencha os nossos pensamentos e guie as nossas ações.
E que sejamos um canal de luz para os outros.

Cruze os braços sobre o peito e diga:

Pela tua graça e compaixão, sou teu servo.
E por amor a ti sou um servo de toda a tua criação.

Fique de pé ou ajoelhe e, silenciosamente, prometa fidelidade como recipiente eterno da luz.

Agradeça por ter tido permissão para servir. A prece de agradecimento por essa vocação é tão pessoal, tão profunda, que não há palavras para expressá-la. Trata-se de algo totalmente interior. Cada um deve expressá-la à sua própria maneira.

Se estiver ajoelhado, levante-se. Erga os braços e a cabeça e diga: *Ni-ka-le-don!* (Isso significa: "que toda a criação louve a Deus" ou "que toda a criação fique plena da alegria da Luz".) É difícil encontrar as palavras exatas. A alegria é tão maravilhosa quando você mesmo diz isso, que o sentimento lhe ensinará o seu significado exato.

Prece do agente de cura

Que meus olhos fiquem claros para ver a Luz!
Que meus ouvidos fiquem abertos para ouvir os ensinamentos da Luz!
Que minhas palavras ressoem com a Luz!
Que minhas mãos fiquem cheias da Luz que cura!
Que meus pés andem sempre no caminho da Luz!

Prece

Nosso Pai — Mãe — Tudo, que está em toda parte.
Nós nos abrimos à tua perfeita vibração.
Que venha a tua Luz.
Que teu bem amoroso seja feito na Terra assim como é feito nos planos de Luz acima de nós.
Concede-nos neste dia tudo o de que precisamos e perdôa as nossas separações, assim como perdoamos aqueles que se separam de nós. Ajuda-nos a aprender facilmente todas as lições que escolhemos. E eleva-nos acima da nossa escuridão pessoal.
Pois tu és a Totalidade e nós somos, para sempre, Uma coisa só com a Vida, a Luz e o Amor.

Aprendendo as lições de cor

Muitas vezes nos perguntam por que o Kolaimni é tão específico, tão bem-estruturado. Por que há tantos estágios? Precisamos realmente memorizar as lições?

Fique à vontade para usar este livro até aprender os estágios, mas, sim, você precisa aprender as lições de cor. Aprenda todos os exercícios de cor. Pare e pense um pouco sobre o que realmente significa "de cor". Se memorizar as lições até sabê-las "de cor", então essas lições poderão ser dadas com amor mais profundo. Você não precisará mais pensar no que está fazendo: será treinado até que o que faz seja automático, um reflexo instintivo, para poder se concentrar em amar o seu paciente. O amor é o maior agente de cura que existe.

Você terá de praticar muitas e muitas vezes o que aprendeu. Mais tarde, terá aulas para aprender a sentir o corpo por dentro. Aprender a sentir os músculos, os órgãos, etc. Você fará isso natural e instintivamente, mas é bom aprender a fazê-lo conscientemente para que possa sentir qualquer parte do corpo, à sua vontade. Parece que isso nega o que foi dito sobre aprender as lições até se tornarem instintivas? Não, pois esse tipo de aprendizado vem num círculo completo.

Considere um garoto artisticamente talentoso. Ele desenha e pinta sem pensar no que está fazendo. Então vai para uma escola de arte e aprende diferentes técnicas de pintura e, por algum tempo, tudo fica muito difícil, pois agora precisa pensar sobre o que antes fazia instintivamente. Está aprendendo a controlar sua pintura para que possa fazer exatamente o que quer e quando quer. Depois de muito estudar, chega o dia em que não precisa mais pensar todas as vezes que põe tinta sobre a tela: ele volta a pintar por instinto. Isso produz resultados melhores e mais consistentes que seus métodos antigos, instintivos e sem treino.

Um cavalo de corrida faz o mesmo. Corre e sempre correu. Mas só depois de ter sido cuidadosamente treinado poderá correr com a força e o poder que o tornarão um vencedor — um vencedor que não pensa conscientemente em como correr. Seu treinamento misturou-se ao seu instinto para fazer dele o que ele é. É assim que vai acontecer com você.

Portanto, pratique, pratique, pratique — até que as técnicas de cura se transformem numa segunda natureza e numa parte de você.

*

"Dúvidas, dúvidas, Mechi? Provavelmente, você sempre vai ter algumas, e isso é bom. Se você não tivesse dúvidas, estaria pronta a acreditar em tudo como um pássaro guin-gui de boca aberta (amanhã você vai esquecer como pronunciei isso. Dizem 'gan-gi'): era um pássaro engraçado do nosso continente, que ficava por aí com o bico sempre meio aberto, com um jeito bem idiota. Dizíamos que as pessoas que acreditavam em tudo eram crédulas... eram pássaros guin-gui. Veja, Mechi, há muitas coisas no astral: formas-pensamento e entidades à procura de humanos-guin-gui, que alimentam as pessoas que são canais e, portanto, abertas às impressões astrais, a todos os tipos de coisas. Elas fingem ser mestres de sabedoria e entidades superiores, mas não são nada disso. Essa dúvida inata a protege de ser influenciada por elas e se, no processo, duvidar de mim algumas vezes, não vou me importar nem um pouco, pois sei que sou real e posso passar pelo teste do tempo. Eu continuo a ser mesmo Lothar através de tudo. Você pode rezar por minha causa, meditar sobre mim (apesar de ter coisas melhores sobre as quais meditar) e me colocar na luz. E porque eu sou Lothar, permanecerei o mesmo — real — um ser humano assim como você é um ser humano..."

Lothar para Mechi
16 de janeiro de 1982

Algumas diretrizes a serem lembradas

- É um privilégio e uma responsabilidade muito grande compartilhar o Kolaimni com os amigos, companheiros de trabalho, parentes e com os que necessitam. Nós o incentivamos a fazer isso em todas as oportunidades e a atender com gratidão e de graça os que precisam e tentam alcançar a Luz.
- Não aceite pagamento pelo Kolaimni. O agente de cura é curado, e essa é a sua recompensa.
- Lembre-se que está trabalhando com vibrações de luz. Trata-se de algo real, físico. Elas conectam você à Totalidade e, portanto, são poderosas. Não se trata de um jogo e sua eficácia não depende do fato de você acreditar ou não. Use esta técnica com cuidado e reverência.
- Peça sempre "paz, pureza e obediência" antes de uma cura. Isso eleva o seu nível de vibração, protege você de vibrações discordantes e significa que você tem consciência do seu papel.
- Ao fazer a limpeza, ofereça sempre as vibrações e agradeça, mesmo que não consiga água salgada.
- Nunca deve haver mais de dois praticantes numa cura, a menos que seja uma cura a distância em grupo.
- Peça sempre permissão à pessoa, antes de começar o trabalho de cura.
- Não misture Kolaimni com outras formas de cura pela energia ou pela luz. Cada método usa o seu nível de vibração e, quando as

vibrações colidem, tornam-se discordantes. Espere pelo menos vinte e quatro horas antes de passar a uma técnica diferente. Isso, naturalmente, não se aplica às visitas ao seu médico ou à prece.

- Se tiver algum problema, peça sempre orientação. Confie em suas mãos.
- Pratique, pratique, pratique. A energia está aqui; é sua e você pode usá-la. Ela é a ferramenta com a qual deve se familiarizar. Considere-se em treinamento ou um noviço, ou qualquer outra coisa que torne isso real para você.
- Você é necessário agora, e o planeta também precisa de você. Familiarize-se com o uso da ferramenta. Provavelmente você já compreendeu que você é a ferramenta, assim como o praticante que a usa.

Livro II

Livro avançado para o agente de cura pela luz

Prefácio

Estamos diferentes agora... o mundo está diferente agora. A aceitação da cura pela energia da Luz ou pela Luz, como quiser chamá-la, está sendo novamente lembrada como parte da nossa herança. A existência da cura, e a sua validade, está sendo examinada através dos microscópios da ciência e as histórias de seus resultados estão sendo coletadas em antologias, da mesma maneira pela qual a sabedoria antiga foi coletada e passada adiante. O melhor de tudo é que a cura pela Luz está sendo usada em todos os lugares, de muitas formas, sob aparências diferentes.

Não é de surpreender que agora seja o momento propício para este livro. À medida que cresce a aceitação da cura, cresce também o reconhecimento do nosso poder inato. Nossa conexão espiritual é óbvia novamente, e isso é a própria cura. Há muitas formas e muitas maneiras de se tornar completo.

Aprenda, ensine e aprenda. Espalhe o conhecimento para onde quer que vá. É compartilhando a cura... os métodos... as técnicas... as conexões... que todos nós nos elevamos.

Patricia Hery Keeler
Editora e Organizadora

Uma mensagem de Mechi...

Bem-vindo ao Livro Dois da nossa série de ensinamentos Kolaimni. Você tem dúvidas de que está preparado para este trabalho avançado de cura? É claro que está! Caso contrário, não estaria lendo este livro. Você só precisa de disposição. Se estiver disposto a fazer este trabalho, será capaz de realizá-lo belamente. Relaxe sabendo que o seu Eu Superior... aquele glorioso ser de Luz... trouxe você a este lugar neste momento.

Há algumas coisas que eu gostaria de explicar antes de começar. Essas técnicas são bastante detalhadas e parecem tão complicadas que talvez você ache que nunca vai conseguir usá-las. Se achar que não vai conseguir aprender todos os estágios, lembre-se de que vai aprendê-los de cor: com o Coração. Isso significa muito mais que uma simples memorização. Quando você aprende com o Coração, é ensinado pelo Coração. De fato: é bom conhecer os estágios porque reproduzem técnicas aperfeiçoadas ao longo de milhares e milhares de anos e, às vezes, de anos-luz antes disso. Como há muitos detalhes a serem lembrados, relaxe e pratique, pratique, pratique. Se há alguma coisa da qual não se lembra, saiba que suas Mãos de Luz, uma parte real do seu Eu Superior, o guiarão. Essas Mãos de Luz parecem às vezes improvisar, mas conhecem cada detalhe. Siga as diretrizes simples que aprendeu no Kolaimni básico; depois, seja simplesmente o que você é... um agente de cura! Essas Mãos de Luz e seus mestres espirituais vão, de fato, ajudá-lo a aprender tudo o que você precisa saber de cor, com o coração, e que, no final das contas, é a sua própria essência!

Mas, antes de continuar, quero ressaltar alguns pontos para, por assim dizer, tranqüilizá-lo. Alguns de vocês talvez aleguem que não conseguem ver com o terceiro olho, ou que não sentem nada quando aplicam o Kolaimni básico. Mesmo assim, neste livro avançado, pedimos que penetrem realmente num corpo humano, sintam e vejam o que há lá dentro. Talvez você se sinta derrotado, com medo de ser muito obtuso para sentir e ver, e com medo também de que todas essas coisas maravilhosas que os outros parecem sentir com tanta facilidade permaneçam invisíveis e desconhecidas para você.

Bem, meu amigo, talvez você tenha formado uma idéia errada sobre o que muitas pessoas chamam de invisível. Você consegue visualizar? Sabe exatamente o que é visualização? Provavelmente você já teve uma aula sobre visualização ou meditação, e por isso não vou entrar em explicações e exercícios longos. Vou perguntar-lhe apenas se você consegue imaginar. Talvez, quando criança, tenha sido repreendido por "inventar coisas". Mas, na verdade, é provável que estivesse tendo uma visão interior. Quase todas as crianças "vêem de verdade". É parecido com "sonhar de verdade", mas muito mais fácil. A imaginação é simplesmente o "mago interior"... o mago que abre as portas para planos superiores do ser. Edgar Cayce disse que a imaginação é um canal para a sensitividade psíquica, e fundamentava essa afirmação com muitas outras referências. Por exemplo, dizia que o ver e o criar da imaginação existe no interior do sistema endócrino do corpo, cujas glândulas governam a ponte de transformação entre mente e matéria. (Se quiser aprender mais sobre isso, sugiro que leia o livro *Edgar Cayce on Channeling Your Higher Self.*)

Portanto, meus queridos, se têm problemas para ver e sentir, apenas imaginem as coisas que dizemos a vocês. E logo perceberão que estão vendo detalhes e sentindo muitas coisas sobre as quais não falamos e nem escrevemos neste livro. Acreditem em mim: quando usarem a imaginação na cura, vão "ver de verdade" e logo perceberão que o que sentem é real. Com a ajuda do "mago interior", vocês irão além de qualquer coisa que já tenham conhecido. Além disso, é fácil... tão fácil que até uma criança consegue fazer!

Só mais uma coisa: às vezes os estudantes percebem que são tão sensíveis que não agüentam aplicar ou receber qualquer tipo de Kolaimni, especialmente se a exploração e a cura são feitas no interior do corpo físico. Eles têm medo de absorver a dor do paciente. Não se preocupe! Provavelmente, todos nós já sentimos o eco da dor que, como você sabe, é um valioso instrumento de cura. (O eco da dor, naturalmente, é a sensação de dor ou desconforto dentro do seu corpo, no mesmo lugar em que o paciente está sentindo dor ou desconforto.) Sabe também que, se for objetivo e aceitar o eco da dor como uma ajuda para o diagnóstico, em vez de ficar assustado com ele, essa sensação não perdura, mesmo que seja forte. Geralmente ela vai embora, quando a dor do paciente melhora ou depois da limpeza com água salgada. Sabe ainda que, se perdurarem vestígios dessa sensação, um banho em água salgada ou cinco a dez minutos de prece ou meditação os eliminarão, deixando-o com uma sensação de bem-estar.

Descansar as Mãos de Luz no etérico por alguns momentos, depois de retirá-las do interior do corpo, também afasta essa sensação, porque o próprio corpo etérico regula e ajusta as vibrações. Mais adiante, vamos ensiná-lo como fazer isso.

Se, mesmo com esses procedimentos avançados, você ainda estiver preocupado com a sensitividade ou com a possibilidade de absorver as vibrações do outro, veja-se simplesmente calçando luvas de Luz. É isso mesmo... visualize luvas de Luz em suas mãos enquanto trabalha. Elas serão muito eficazes para evitar que você absorva qualquer vibração indesejável.

Vou contar uma pequena história. Uma vez, uma médica, que também era uma hábil hipnotizadora, me usou como cobaia para demonstrar o uso da hipnose no controle da dor. Permaneci totalmente consciente enquanto ela me instruía a calçar uma luva de Luz na mão direita. Depois apertou uma chave inglesa nas costas da minha mão, uma região normalmente muito sensível — e então me disse que virasse a palma da mão para cima, fazendo com que todo o peso da chave ficasse suspenso pela carne sensível das costas da mão. Quando começou a doer um pouco, ela disse para tornar a luva um pouco mais grossa. Visualizei uma luva mais grossa e a dor foi embora. Quando tirou a chave, havia profundas marcas vermelhas onde os dentes da chave tinham apertado a minha mão, mas não havia nenhuma dor ou ferimento. Agora, se uma luva de Luz consegue proteger assim a sua carne física, pode estar certo de que protegerá ainda mais as suas Mãos de Luz.

Agora vá e aproveite as técnicas que vai aprender aqui. São as suas ferramentas para confortar e curar a humanidade que sofre há tanto tempo.

Com amor,
Mechi

Entrando no corpo

Isso, provavelmente, era o que você estava esperando... uma aula sobre como entrar num corpo humano para sentir os músculos, os ossos, os tecidos e os órgãos, e como ser capaz de vê-los com a visão interior.

Algumas pessoas sentem um pouco de vergonha, ou ficam até com escrúpulos ou com medo ao pensar em realmente explorar o cérebro, segurar um coração pulsante na mão e assim por diante. No entanto, isso faz parte do trabalho do agente de cura. Um agente de cura coloca os outros em conexão com a Luz e ajusta as vibrações não apenas colocando as Mãos de Luz no corpo etérico, mas entrando no corpo, onde pode ter uma idéia muito melhor do que está acontecendo e trabalhar com mais facilidade e eficácia.

Bem, não há motivos para ficar parado pensando sobre isso. Vamos em frente, FAZER alguma coisa. Vejamos. Precisamos de uma cobaia. Já adivinhou quem? Isso mesmo... você... você mesmo! Sempre que ficarmos inseguros em relação a alguma técnica ou exercício Kolaimni, é bom experimentar primeiro em nós mesmos. Assim podemos compreender exatamente como é... como vai se sentir o agente de cura e aquele que recebe a cura.

Portanto, sente-se confortavelmente (o chão é um bom lugar para se sentar porque você vai precisar esticar as pernas e talvez se movimentar um pouco) e, é claro, peça "paz, pureza e obediência" (ver p. 46). É assim que começamos tudo. Agora, coloque as mãos sobre as coxas, como se estivesse fazendo um Kolaimni comum. Sinta o corpo etérico. Talvez você queira fechar os olhos para ter um visão interior mais clara, mas isso não é absolutamente necessário.

Quando estiver acostumado a entrar no corpo, poderá fazê-lo facilmente numa sala iluminada e, da maneira mais prática, ficar consciente de suas mãos físicas, fora do corpo do paciente e de suas Mãos de Luz dentro dele. Poderá também ver as duas. As mãos carnais com os olhos carnais... as mãos de Luz com a visão do Terceiro Olho. Mas, da primeira vez, talvez prefira fechar os olhos.

Visualize suas mãos descansando sobre o seu corpo carnal. Sinta a coxa através do revestimento etérico. Agora visualize o dedo indicador entrando com suavidade no corpo físico. Sinta o dedo dentro da sua perna. O dedo não vai machucá-lo, mas com certeza você o sentirá. Então, faça outro dedo entrar com suavidade no corpo. Vá devagar. Quando estiver pronto, pode fazer todos os Dedos de Luz entrarem na sua perna, e depois a mão etérica inteira. Há a mão etérica, você sabe, que é superior em vibração às mãos físicas, e é ela que vamos usar agora.

Sinta os músculos e como eles são lisos. Você pode entrar entre as fibras dos músculos, mas faça-o com suavidade. Isso é real, você sabe. (É claro que sabe, pois, a esta altura, pode, provavelmente, senti-lo!) Se você for brusco ou apressado demais, talvez sinta desconforto ou cãibra. Tentamos nunca ser assim tão desajeitados, mas esteja atento para que isso não aconteça.

Vamos explorar um pouco mais. Deixe sua Mão de Luz entrar pelo músculo até tocar o osso. Gentilmente, por favor, gentilmente. Todos os movimentos dentro do corpo devem ser suaves, a menos que algum exercício específico exija algum tipo de força. Sinta o osso. Sinta como é aveludado na superfície e como é firme quando você vai um pouco abaixo da superfície. Se entrar um pouco mais, pode até sentir a medula do osso, mas não fique mexendo nela com os dedos. Só deixe as mãos pairarem para *senti-la*... preste atenção nisso. Agora pode tirar as mãos de dentro do corpo. Sugiro que fique sentado por alguns momentos pensando no que acabou de fazer. Depois continue e explore mais um pouco.

Quando estiver preparado, tente outra vez. Mas, dessa vez, coloque as duas Mãos de Luz dentro do corpo. Coloque suavemente suas mãos etéricas em volta do osso da coxa. Sinta as energias das mãos. Agora desça para o joelho. Sinta a estrutura do joelho. Está lembrado que sua perna pula quando o médico bate com um martelinho num determinado lugar abaixo do joelho? Descubra esse lugar com a mão etérica e pressione-o. Vai sentir a mesma reação e, se apertar da maneira certa, sua perna física vai pular como quando o médico bate com o martelinho.

Prossiga e explore o resto do corpo. Não entre ainda nas grandes cavidades, como a do peito, do abdômen ou do estômago. Não fique mexendo nos órgãos. Vamos aprender a fazer isso em outra aula. Sinta apenas os ossos e os músculos.

Depois de ter terminado a exploração de todo o corpo, remova as mãos etéricas e fique sentado em silêncio por alguns momentos, deixando seu Eu Superior explicar qualquer coisa que precise ser explicada. Ele vai explicar, você sabe disso. Os pensamentos podem vir à sua mente consciente ou, talvez, o conhecimento e a compreensão entrem no seu subconsciente apenas para ficar ali, à disposição para quando você precisar.

Se tiver um parceiro, vamos ver como é trabalhar com outra pessoa. É bom fazer essas lições a dois quando é possível. Se não, pratique em você mesmo e trabalhe a distância se tiver um amigo que esteja disposto a ser seu paciente. Enquanto está aprendendo, é sempre bom primeiro pedir permissão... fisicamente, meu caro. Uma simples conexão mente-a-mente é arriscada porque seu amigo pode não ter consciência da conexão e ficar confuso quando começar a sentir sensações estranhas dentro do corpo. Se não tiver ninguém com quem trabalhar... *não se preocupe!* Use você mesmo como cobaia e confie nas Mãos de Luz para saber o que fazer quando tiver um paciente fisicamente presente. Mas lembre-se: ao trabalhar com uma pessoa necessitada, deve sempre haver uma conexão mente-a-mente, mesmo quando não dá para falar com ela diretamente.

Ao trabalhar com o seu parceiro, esteja ele ausente ou fisicamente presente, comece como antes. Coloque as Mãos de Luz primeiro no corpo etérico, depois no corpo carnal e, finalmente, vá para dentro do corpo... primeiro com um dedo, depois com dois, depois com a mão inteira. Então, pode prosseguir como fez em você mesmo. Lembre-se apenas: seja delicado. Seja muito, muito delicado. Seu parceiro vai, provavelmente, *sentir* desconforto se você não for delicado e, mesmo que isso prove para você que a cura está realmente funcionando, não é bom causar mal-estar em ninguém.

Se estiver trabalhando com um parceiro fisicamente presente, incentive-o a falar sobre qualquer sensação que tenha. É muito importante que você vá devagar para poder sentir o que está tocando, mas é melhor não demorar demais. Pode ser fascinante e divertido, mas você está tocando um tecido vivo. Por favor, não se esqueça disso. Faça sessões breves. Caso o seu parceiro sinta algum desconforto depois que você terminar, faça um Kolaimni normal, ou uma cura direcionada para a região afetada. O desconforto vai desaparecer.

Passemos agora à próxima lição: entrar nas cavidades do corpo e nos órgãos aí localizados.

Cavidade abdominal

Vamos começar com a cavidade abdominal, porque é uma das maiores cavidades do corpo e uma das menos intimidantes. Não há nada no corpo que possa nos intimidar, mas se começarmos com a manipulação do pulmão ou do coração, podemos nos sentir pouco à vontade. A simples idéia de tocar o coração humano ou de sentir o movimento dos pulmões pode nos tornar inseguros em relação à nossa capacidade de fazer isso sem causar danos. Além disso, certas manipulações provocam sensações. Assim, apesar de essas sensações ocorrerem quando suas mãos de Luz estiverem na cavidade abdominal do paciente, essa parte do corpo não é muito sensível e podemos relaxar um pouco.

Como sempre, ao fazer um exercício pela primeira vez, pratique em você mesmo. Peça "paz, pureza e obediência". Então coloque sua mão carnal no corpo etérico, sobre a área abdominal, e veja sua mão de Luz entrar suave e lentamente na cavidade abdominal. Um bom lugar para começar é logo abaixo do umbigo.

Seja delicado: acho que não preciso mais dizer isso. Se sentir alguma hesitação, pode inserir primeiro alguns dedos de sua Mão de Luz, mas a maioria tem vontade de mergulhar logo nessa parte do corpo. Vá com calma. Vamos explorar cada pedacinho do seu corpo antes de terminar.

Ao entrar na cavidade abdominal você vai, naturalmente, encontrar os intestinos. Ao ler isto, talvez você pense: "Que nojo!" Mas não se trata de nada nojento. Ao contrário: no seu estado saudável, natural, os intestinos são sedosos... lisos e mais frios que o resto do interior do corpo, apesar de, mesmo assim, não serem frios. São apenas mais frescos. E parecem seda... seda rosa-pálido. Não é bonito? E movem-se como seda esvoaçando numa brisa suave. Se não estão se movendo, algo está errado, mas não vamos falar agora de disfunções. Vou discuti-las mais tarde, assim como a maneira de tratá-las. Agora vamos simplesmente explorar o corpo... para que você se acostume a sentir com suas Mãos de Luz e a ver com a sua visão interior.

Depois de explorar a área intestinal, suba para o estômago. Ele é como um saco curvo. Se você acabou de comer, ele estará maior. Se já faz tempo que comeu, vai parecer que ele encolheu para dentro de si mesmo. Ao chegar ao interior do estômago, vai sentir alimentos em vários estágios de absorção. Não torça o nariz nem diga: "Que horror!" Não é nenhum horror. É apenas parte do milagre que permite você acompanhar o trabalho do seu estômago, com facilidade e eficácia... esperamos. E o interior do estômago é também muito bonito, como são todas as partes do instrumento humano. Por exemplo, o interior do estômago vai provavelmente lembrá-lo de tufos de renda... eles cobrem a parede interna do estômago num padrão completo e gracioso.

Uma palavra de advertência: se deixar suas Mãos de Luz se moverem de maneira brusca, pode sentir um pouco de náusea. Se isso acontecer, pare e envie a Luz calma, que cura, para o interior do estômago. Essa Luz calma, que cura, funciona quando você tem algum tipo de mal-estar no estômago e muitas vezes, ao explorar esse órgão, você pode descobrir se são gases ou alimento maldigerido; um lugar sensível pode até denotar uma úlcera. Mas lembre-se: você não está preparado para fazer diagnóstico. Ainda não tem experiência e prática para isso. Mesmo se achar que tem, não o faça. Envie simplesmente a Luz que cura e deixe que ela faça o seu trabalho.

Não vou discutir em detalhe a exploração de cada órgão do abdômen. Nos capítulos sobre cura, trataremos de problemas individuais. Agora, basta se familiarizar com essa parte da anatomia. Quando estiver preparado, pode trabalhar com um parceiro, lembrando-se sempre que deve ser muito gentil, não se apressar e ouvir as mensagens de suas Mãos de Luz. Elas saberão o que fazer, mesmo que seu cérebro cognitivo não saiba.

Pulmões

Vamos entrar agora na parte superior do torso e explorar alguns dos órgãos que ali se localizam. Primeiro, vamos ver como realmente são os nossos pulmões. Entre na cavidade do peito como geralmente entra no corpo. Primeiro, ponha as mãos no corpo etérico, depois faça-as entrar suavemente no próprio corpo. Vá atravessando os tecidos que envolvem o pulmão até chegar a ele. Toque cuidadosamente o pulmão. Se pressionar demais, pode ter vontade de tossir... e talvez tussa de verdade.

Explore a superfície do pulmão. Que equipamento interessante é o pulmão... e pensar que você tem dois pulmões! Se tiver um livro sobre anatomia, sugiro que olhe a parte sobre a região do peito. Vai descobrir coisas interessantes sobre os pulmões, como o fato de o pulmão esquerdo ser levemente menor que o direito. Se já sentiu a diferença de tamanho, pode ter achado que era imaginação sua. Mas não era! O pulmão esquerdo tem que deixar espaço para o coração.

Observe como os pulmões são grandes. A parte de cima deles vai até a clavícula. Agora, respire fundo e sinta como os pulmões cheios de ar descem por detrás das costelas. Inspire... expire. Sinta os pulmões se expandirem e se contraírem. Eles têm, geralmente, uma cor azul-rosada, a menos que você fume: nesse caso, eles têm uma cor cinzenta-amarronzada que não é nada bonito. Eles também não são tão flexíveis e elásticos. Desculpem, fumantes... sei que não é agradável ouvir isso, mas é assim que as coisas são.

Agora insira, com muita suavidade, três ou quatro dedos de sua Mão de Luz em um dos pulmões. Não importa qual. Vá com calma... porque dá para sentir os dedos lá dentro. Não vai machucar, mas pode provocar algumas sensações estranhas. Se estiver trabalhando num paciente, ele pode perceber ou não o que está acontecendo... mas não provoque sensações estranhas além das necessárias. Se estiver trabalhando num paciente e ele sentir alguma coisa, acalme-o. Talvez seja melhor não lhe dizer que está mexendo dentro do seu pulmão. Ele pode achar isso meio inquietante. Você não vai machucar nem a si mesmo nem aos outros, mas seu paciente pode não ter a confiança que você tem.

Vamos falar sobre o interior dos pulmões. Pulmões saudáveis são esponjosos e flexíveis, mas quando as pessoas ficam mais velhas, quando fumam ou vivem em atmosferas poluídas, os pulmões podem ficar mais densos e menos flexíveis. São os alvéolos pulmonares que dão essa sensação de coisa esponjosa. Eles lembram, a algumas pessoas, os pequenos sacos de suco dentro de uma laranja, mas os alvéolos provocam uma sensação diferente... é difícil descrever. Mas, à medida que for ganhando confiança e aprender a sentir o toque interior, compreenderá exatamente o que estou dizendo.

Por enquanto, pratique um pouco. Inspire e expire. Experimente a respiração curta e a respiração profunda. Conheça o seu próprio aparato para a inspiração e a expiração do ar. Não fique brincando por muito tempo. Como sabe, trata-se de um tecido vivo. Alguns minutos é o suficiente. Você pode fazer isso de novo depois. Sempre que trabalhar no interior do corpo, tenha consciência de que está, de fato, tocando os órgãos, embora esteja usando um toque de Luz.

Quando estiver preparado, pode repetir essa exploração com um parceiro, mas seja ainda mais delicado com ele do que com você mesmo. Você e seu parceiro devem sempre falar quando algum toque interno causar alguma sensação desagradável. Provavelmente, você vai gostar das sensações, mas é bom que seu parceiro saiba o que você está sentindo.

Se ficar com alguma área sensível depois de ter retirado as Mãos de Luz, coloque as mãos no corpo etérico sobre essa área e envie para lá a Luz que cura e acalma. O corpo etérico funciona como um condutor do tipo certo de vibrações para cuidar desse desconforto ou sensibilidade.

Cérebro

Vamos entrar agora numa das mais interessantes e, certamente, numa das mais belas partes do corpo humano... o cérebro. Antes de entrarmos de fato no cérebro, vou falar um pouco sobre a "geografia" desse fascinante painel de comando do pensamento.

Na geografia do mundo, falamos de hemisférios. O cérebro também tem dois hemisférios. Já ouviu alguém falar de pensamento do cérebro direito e do esquerdo? Pois bem, eu estava me referindo aos hemisférios cerebrais esquerdo e direito. O hemisfério direito está mais relacionado com imagens e padrões... e pode abranger um pensamento complexo na sua inteireza sem passar por estágios para elaborar esse pensamento. *Ele pode fazer isso porque tem uma ligação direta com a mente cósmica.* No entanto, não lida com pensamentos do tipo terreno, como o discurso, o alfabeto, a escrita e coisas assim. O cérebro direito é como uma águia que vê o quadro geral. O cérebro esquerdo é como a coruja que percebe cada detalhezinho do que acontece lá embaixo. Precisamos trabalhar com as duas seções do cérebro em conjunto para uma vida encarnada bem-sucedida. Quando conseguimos coordená-las, somos como o falcão, que vê o quadro geral e todos os pequenos detalhes da paisagem lá embaixo.

Mas chega disso. Hoje estamos interessados no cérebro físico, na sua aparência e textura interna. Os hemisférios direito e esquerdo são ligados por uma ponte de tecido chamada *corpus callosum.* Os pensamentos vão e vêm de um hemisfério para o outro, e é assim que conseguimos coordenar os pensamentos do cérebro direito e esquerdo. Os hemisférios são feitos de tecido nervoso... camadas e camadas desse tecido. Além dos hemisférios há o cerebelo, que fica atrás dos hemisférios cerebrais. Está relacionado com a coordenação muscular. E, mais ou menos no meio e mais para trás, fica o cérebro básico que, como você já aprendeu no treinamento Kolaimni básico, controla as funções involuntárias. Mas chega de aula de geografia. Vamos entrar lá e explorar por nós mesmos.

Coloque as mãos sobre o corpo etérico... uma de cada lado da cabeça. Deixe que suas Mãos de Luz toquem o couro cabeludo. Você pode sentir as raízes dos cabelos e a rica irrigação de sangue nessa área. Agora, deixe as Mãos de Luz atravessarem o couro cabeludo e tocarem o crânio. Sinta os contornos interessantes do crânio. Estou certa de que vai sentir a armadura que protege o cérebro. Agora, deixe as mãos atravessarem o crânio e entrarem na cabeça.

Você entrou na cavidade craniana e pode ver e sentir o cérebro sob as suas mãos. Observe: há um invólucro rijo sobre o cérebro, semelhante à membrana que envolve a laranja. Ele é chamado *dura mater*. Atravesse esse invólucro lentamente. Sob ele há uma outra membrana chamada *aracnóide*. Atravesse-a, e descobrirá um espaço cheio de fluido. É o fluido cérebro-espinhal. Que sensação ele provoca? Não fique chapinhando nesse fluido. Ele é muito interessante mas não é bom brincar com ele. Faça as Mãos de Luz irem para a próxima camada. É uma terceira membrana chamada *pia mater*. Como vê, você já conhece termos que só os médicos conhecem.

Agora você chegou ao cérebro propriamente dito. Experimente a sensação do seu próprio cérebro vivo. Talvez ele pulse levemente sob os seus Dedos de Luz. Vamos fazer uma coisa um pouco diferente do que geralmente fazemos. Em vez de entrar de fato no cérebro e explorá-lo, *deixe simplesmente que suas Mãos de Luz repousem suavemente sobre ele, com um toque leve como pena, e observe o cérebro com a visão do terceiro olho*. Você será capaz de explorar cada parte do cérebro com essa visão, que é muito melhor do que uma visão de raios X ou uma tomografia. Observe as diferentes partes do cérebro. *Deixe sua mente tocá-las, mesmo que suas Mãos de Luz não as toquem*. Veja as circunvoluções do cérebro. Explore os hemisférios... o *corpus callosum*, o cerebelo, o cérebro. Talvez você não saiba o nome de todas essas maravilhas, mas já está ficando familiarizado com elas. Pode sentir as vibrações das várias partes. Agora, estenda sua consciência para dentro, até a glândula pituitária, localizada bem no fundo do cérebro, mais para a parte da frente. Sinta suas vibrações. É um regulador de hormônios. Às vezes temos que trabalhar diretamente com ela e, portanto, é bom saber onde fica e como são as suas vibrações.

Agora afaste sua atenção do cérebro anatômico e observe os maravilhosos lampejos de luz. Olhe para eles! É como se o cérebro fosse um campo cheio de vaga-lumes... centenas deles... tantos que você nem consegue contar. Eles lembram pequenos relâmpagos, e é exatamente o que são, *pois são a atividade elétrica dos pensamentos* entrando e estimulando diferentes seções do cérebro. Haverá uma quantidade maior de lampejos na parte do cérebro que está sendo mais usada neste momento. Experimente pensar em outra coisa para ver onde os lampejos são mais abundantes. Aliás, se uma parte do cérebro está danificada, ela terá apenas alguns poucos lampejos ou talvez esteja totalmente escura. O corpo inteiro é bonito mas, na minha opinião, a atividade elétrica do cérebro humano é uma das coisas mais belas do universo.

Quando terminar... e não demore muito... retire suave e lentamente as Mãos de Luz do cérebro... através das membranas protetoras... através do crânio... e através do couro cabeludo. Faça as mãos descansarem no etérico mais uma vez e deixe o corpo etérico regular as vibrações que talvez tenham provocado uma ligeira pressão ou desconforto. Dificilmente vai sentir pressão ou desconforto, mas se sentir... *não se preocupe...* a energia etérica cuidará disso.

Agora você pode praticar no seu parceiro. Como sempre, não trabalhe tempo demais, mas aproveite o milagre de ver, de fato, o que acontece no interior de uma cabeça humana. E atenção: se sentir algum mal-estar ou qualquer outra coisa, diga imediatamente ao seu parceiro para "ir com calma".

Agora, uma boa notícia. Você pode fazer isso a distância, tão bem quanto se a pessoa estivesse junto de você. Essa é uma das maneiras que usamos para aliviar as dores de cabeça. Colocamos as Mãos de Luz na parte externa do crânio e enviamos Luz, mas podemos observar a atividade elétrica que acontece dentro do cérebro. Quando a pessoa está com problemas ou com dores, os lampejos parecem esquisitos. Talvez estejam erráticos e sem ritmo em uma seção do cérebro mas, à medida que você trabalha, geralmente eles se estabilizam novamente. Na verdade, observar essa atividade o orientará em relação à quantidade de Luz que deve ser transmitida e em que região. Essa técnica é especialmente boa quando o paciente sofre de enxaqueca. Nesse caso, você verá os lampejos de luz especialmente erráticos num dos lados do cérebro e poderá equilibrá-los novamente.

Coração

Entre todos os órgãos do corpo humano, os alunos parecem ter mais relutância em tocar o coração. Essa relutância é desnecessária.

O coração é um dos órgãos mais fortes, composto de músculos poderosos. É claro que você deve ter o máximo cuidado ao tocar qualquer órgão no interior de um corpo vivo. Além disso, há algo realmente especial em relação ao coração. Lembra quantas vezes o coração é usado na literatura ou na linguagem figurada para expressar a emoção? "Meu coração suspira por você." "Meu coração está cheio de amor." Apesar das pessoas não se darem conta, não estão falando do órgão físico, mas do chakra do coração, que está localizado exatamente na mesma área.

Quando uma pessoa passa por uma cirurgia no coração, pode ficar profundamente deprimida e ter crises de choro por muito tempo depois da cirurgia. Isso acontece porque o trauma cirúrgico é no chakra do coração e, portanto, as próprias emoções são afetadas. Mas *não se preocupe*! Quando suas Mãos de Luz trabalham no coração físico, elas não acusam nenhuma perturbação ao chakra do coração... muito pelo contrário. A Luz das suas mãos e a energia do chakra cheio de Luz se juntarão para formar uma poderosa força de cura.

Qual o tamanho do coração? Como se costuma dizer, ele tem o tamanho de um punho fechado. O chakra do coração é muito maior, pois não está inteiramente na dimensão física.

O coração físico está localizado perto do meio do peito, mas a maior parte dele fica do lado esquerdo do corpo. Acreditem em mim: suas Mãos de Luz vão encontrá-lo com facilidade. Em primeiro lugar, a "batida" vai telegrafar sua posição claramente. Não vou me aprofundar na anatomia física do coração... as várias câmaras, etc., porque é fácil achar essas informações em qualquer enciclopédia ou livro de medicina. Sugiro que consulte um desses livros para ver com seus olhos físicos como o sangue entra e sai, e como as câmaras coordenam suas tarefas. Por ora, vamos entrar no nosso corpo para sentir o nosso próprio coração.

Peça "paz, pureza e obediência", é claro. Sempre faça isso antes de realizar qualquer trabalho "interno" ou "externo". Às vezes eu me esqueço de dizer isso, mas você não deve se esquecer. Coloque as mãos no corpo etérico sobre a área do coração. Sinta a batida dele para saber se a mão está no lugar certo. Deixe suas mãos de Luz penetrarem mais para tocar o corpo carnal e, então, entre na cavidade do peito.

Pegue suavemente o coração e sinta-o bater em suas mãos. Sinta o lado de fora do coração... aquela cobertura chamada pericárdio. Há um espaço estreito entre ele e a parede do coração. Às vezes, um fluido se acumula nesse espaço, provocando problemas. Se encontrar esse fluido, envie Luz quente e seca para essa área. Suas Mãos de Luz sabem exatamente como fazer isso. Há uma cura mais detalhada, mas por ora isso é o suficiente.

Visualize a parte interna do coração, mas não penetre nele agora. Quando tiver alguma disfunção que precise de tratamento, poderá penetrar e tratá-la. Mais uma vez, suas Mãos de Luz saberão o que fazer. Não entraremos nas câmaras internas numa simples seção de treinamento... é suficiente sentir o coração e saber que podemos tocá-lo... e até mesmo segurá-lo com delicadeza, sem que nada de mal aconteça.

Verifique as veias e as artérias que entram e saem do coração. Talvez você encontre colesterol. Mais tarde poderá enviar Luz para "desentupir o encanamento", por assim dizer, mas por ora apenas observe. Se a sua visão do terceiro olho e/ou o seu senso de toque interior são aguçados, provavelmente você vai ver com clareza o coração inteiro e suas estruturas, mas talvez seja bom consultar um livro de anatomia. Se tiver alguma dificuldade para se acostumar à visão e ao toque interiores, consulte um livro que o ajude, mas não vá ficar ainda mais confuso com os desenhos. *Não se preocupe!...* Suas Mãos de Luz vão deixar tudo claro para você. Tenha paciência.

Não fique lá dentro por muito tempo. O coração é tão fascinante que é fácil passar horas apenas sentindo e explorando o batimento desse ritmo maravilhoso de vida. Mas, como todo o resto do corpo, trata-se de um tecido vivo e você não pode tratá-lo como se fosse um coração de plástico.

Saia devagar. Você não deve puxar abruptamente as mãos para fora do peito. Não que isso possa causar danos reais, mas certamente provocaria um grande desconforto. Coloque as mãos no corpo etérico sobre a área do coração e deixe as energias do corpo etérico fazerem os ajustes de vibrações necessários. Depois disso, espere um pouco para se dar uma oportunidade, pois esteve trabalhando em conjunção direta com o chakra do coração.

Quando estiver preparado, pode praticar no seu parceiro como fez com você mesmo. Mas, no trabalho a dois, um deve sempre falar ao outro sobre qualquer mal-estar ou sensação incomum. É provável que tenha sensações incomuns, mas *não se preocupe*. Seja delicado. Vá devagar. Preste atenção no que está fazendo e deixe suas mãos fazerem o resto.

*

Nós, Seres de Luz invisíveis, estamos sempre por perto quando você trabalha com o coração. E por que não? Vocês, os seres humanos, estão sempre perto do nosso coração. Assim, é muito natural que estejamos perto do seu...

O alívio da dor

Algumas dores são cármicas e outras são desejadas por outras razões, conscientes ou inconscientes... o que chamamos de razões cósmicas. Isso significa que uma lição é escolhida num nível superior e pode não haver lembrança disso na mente consciente. Não discutiremos as razões que levam à escolha desse tipo de dor. Vou só dar um exemplo. Às vezes as pessoas optaram por experimentar a dor e a pobreza para que possam trabalhar com os desesperançados, talvez até depois delas próprias estarem do "outro lado".

Em todo caso, escolhemos de fato as nossas doenças e os nossos sofrimentos. Se seu paciente liberar a dor dele... ótimo! Se não, ele sabe o que está fazendo: não o pressione. No entanto, até mesmo a dor cármica pode ser aliviada ou negada com a prece e com a meditação. Quando o paciente tem uma dor persistente, você também deve meditar. Vai sentir claramente quando deve aconselhá-lo a liberar a dor e quando deve deixar a decisão por conta dele.

Seja qual for a escolha, sempre há maneiras de ajudá-lo. Faça uma cura emocional, como descrito na página 68. Muitas vezes, isso é suficiente para curar a dor se ela tiver origem nas emoções. Outra abordagem (cujo uso normalmente aconselhamos antes de se tentar qualquer tratamento para a dor) consiste em conduzir o paciente através do Exercício Kolaimni de Descontração (ver p. 95). Às vezes isso é o bastante para acabar com a dor e tornar as coisas mais fáceis, mesmo quando a pessoa está sofrendo de uma determinada dor. Nunca queremos suportar mais do que o necessário.

Mas há algo que você deve fazer por aqueles que escolheram a dor por razões cósmicas. Você pode e deve rezar pelo paciente para que receba força e paz. Depois deixe tudo nas Mãos da Luz.

Cura da parte superior do corpo

Agora vamos à cura. Como sempre, antes de mais nada, peça "paz, pureza e obediência".

Inicie o exercício para Alívio da Dor colocando as mãos sobre o plexo solar. Aí se localizam os grandes centros da dor, tanto da parte superior do torso quanto das costas. É provável que você sinta calor e palpitação, mas talvez sinta frio. É possível, também, que sinta formigamento nas palmas das mãos e nos dedos.

Abra esse centro e massageie-o com um movimento circular da base da mão. Em seguida, flexione os dedos como faz um gatinho ao ronronar... num movimento de "amassar". No início, o movimento deve ser bem delicado, pois você está trabalhando com centros de dor e esse movimento pode provocar uma sensação dolorida.

Feche levemente o centro e suba as mãos pelo torso sobre as costelas, parando para massagear e flexionar suavemente. Os movimentos para cima devem ser rítmicos e curtos. As mãos devem ficar separadas: a mão direita de um lado, a esquerda do outro. Se a dor for muito profunda, use as duas mãos juntas, primeiro de um lado, depois do outro.

Às vezes, principalmente ao trabalhar com dores no estômago ou no peito, é bom fazer as suas Mãos de Luz penetrarem no corpo do paciente para massagear diretamente por baixo das costelas. Em casos assim, não é incomum você ter uma visão interior, ou uma visão do terceiro olho. Talvez consiga ver os tecidos... as membranas prateadas... os músculos, etc. Trabalhe com os dedos sobre eles e à sua volta, deixando os Dedos de Luz massagearem onde for necessário. Isso não é tão difícil quanto parece, pois as mãos têm seus próprios olhos!

Depois de ter trabalhado as costelas, vá para o chakra do coração. Abra o centro e use as duas mãos para massagear o chakra com o movimento circular de sempre e, então, junte as mãos em forma de concha como se estivesse retirando a dor.

Deixe que seus dedos o guiem e lembre-se de que toda dor física vem acompanhada de dor emocional e, portanto, dedique atenção e carinho ao chakra do coração.

Quando terminar, feche levemente o chakra do coração. Você não deve fechá-lo com muita firmeza nesse momento, mas não deve deixá-lo totalmente aberto enquanto trabalha. Depois trabalhe a parte superior do peito, como fez com as costelas... terminando no chakra da garganta, que provavelmente estará pulsando. Trabalhe suavemente com os dedos... entre delicadamente no chakra da garganta com aquele movimento em forma de concha das mãos e trabalhe nesse chakra com suavidade e firmeza, até sentir que fez o suficiente. Torne a fechar levemente o centro. Ao trabalhar com o chakra da garganta, não fique surpreso se o paciente chorar um pouco. Não é um choro de dor, mas de alívio.

(Todos os chakras devem ser fechados levemente. Em outras curas, devemos deixá-los abertos até terminar, mas essa cura abre muito os chakras... e fechar um pouquinho é necessário.)

Depois de trabalhar o centro da garganta, suba as mãos pelo pescoço, uma de cada lado. Dê atenção especial aos músculos, que estarão rígidos e tensos com a dor, especialmente se a dor é no pescoço, rosto ou região da cabeça. Como sempre ocorre em casos de dor forte, esses músculos estarão tensos, como se tentassem afastar a cabeça o máximo possível do corpo que sofre. Massageie bem esses músculos, usando movimentos rítmicos curtos e também leves movimentos de esvaziar com a concha das mãos. *A postura das mãos em concha tem uma energia muito especial, que é necessária nesse caso.*

Depois trabalhe o lado de dentro... ao longo do osso do maxilar, dando atenção especial às articulações do maxilar que ficam logo à frente dos ouvidos, um pouco mais para baixo. Ao sentir dor, as pessoas apertam inconscientemente os maxilares e a massagem com as mãos de Luz relaxa esses músculos.

Trabalhe agora atrás da orelha e na área em cima e à frente dela. Vá para os ossos do rosto e envie Luz delicadamente para dentro deles. Não é preciso trabalhar muito nessa área, a menos que o paciente sofra de alguma dor facial, de nevralgia, de infecção óssea, dor nasal ou sinusal. Se for o caso, inunde essa área com Luz quente e calmante.

Se as cavidades sinusais estiverem afetadas, dê a elas atenção especial, trabalhando sob a área sinusal superior e inferior e dentro dela. Se a dor for muito forte, flexione profundamente os Dedos de Luz... com aqueles movimentos rítmicos de amassar que sempre me lembram um gatinho ronronando. Às vezes você sente ou ouve um estalido, quando a congestão sinusal cede. Também poderá sentir, e provavelmente ver, o tecido obstruído... quente e seco ao toque dos dedos... ou inchado e molhado. Pode até mesmo estar intumescido. Se for o caso, faça movimentos suaves com os Dedos de Luz para a frente e para trás... Depois movimentos rítmicos... Deixe as mãos pairarem... Faça outros movimentos para a frente e para trás. *As mãos que curam saberão que movimentos fazer!* Continue a trabalhar até a área sinusal ficar limpa e os tecidos não estarem mais intumescidos e inchados. Às vezes, o paciente espirra.

Quando terminar... e você vai perceber quando terminou... prossiga. Trabalhe suavemente sobre os olhos, enviando muita Luz calmante se os olhos estiverem doendo.

Suba para a testa, para o terceiro olho, que deve ser trabalhado como os outros chakras. Deixe as mãos pairarem sobre esse chakra por alguns momentos. Suas mãos vão lhe dizer qual o tempo necessário. Não é incomum que o paciente veja o motivo da dor e talvez uma percepção súbita de como trabalhar com ela sozinho. Às vezes ele percebe com clareza o que deve fazer para curar o corpo e as emoções, para que seja eliminada a causa da dor.

Depois de fechar levemente o terceiro olho, suba para o topo da cabeça e deixe as mãos pairarem sobre o chakra coronal. Provavelmente, você vai sentir uma grande onda de energia quando abrir esse centro. Não massageie muito esse chakra. A energia é tanta que ele não precisa ser estimulado nesse momento. Só deixe as mãos pairarem e faça o movimento circular. Depois feche todos os chakras.

O trabalho na parte superior frontal do corpo terminou. Se é aí que a dor está localizada, encerre a cura fazendo um Kolaimni comum no paciente.

Estamos entrando em tantos detalhes porque os chakras superiores são grandes centros de alívio da dor. Na verdade, essa cura na parte superior do corpo pode aliviar a dor em qualquer lugar do corpo. Se tiver pouco tempo, faça a cura na parte superior do corpo, independentemente da localização real da dor. Mas, quando o paciente está sentindo dor na parte inferior do corpo ou nas costas, é bom fazer a cura na parte inferior.

Dor na parte inferior do corpo

Se a dor estiver localizada na parte inferior do corpo, comece colocando as mãos sobre o chakra solar para se concentrar, como se fosse aplicar um Kolaimni comum. Então, como no Kolaimni básico, comece pelos pés com muito cuidado... envolvendo-os em suas mãos etéricas, fazendo movimentos rítmicos e massageando-os suavemente mas com firmeza.

Suba pelas pernas, como no Kolaimni básico. Quando sentir a área que precisa de mais cuidado, massageie essa área com seus dedos de Luz... indo fundo no tecido.

Se a dor for nos ossos, passe os dedos de Luz ao longo do osso, sob os músculos. Se o osso estiver quebrado, faça as mãos pairarem sobre a fratura, enviando Luz. Talvez seja bom segurar o osso quebrado nas suas Mãos de Luz, deixando que a Luz de suas mãos encha o próprio osso. Depois passe os dedos com firmeza pelo osso, para cima e para baixo. Você estará colocando uma leve camada de Luz sobre ele para manter juntos os pedaços. Depois mova as mãos para trás e para a frente num movimento de amarrar.

A palma de suas mãos, seus dedos e seu polegar ficarão curvados em volta do osso na área da fratura. Esse movimento de amarrar melhora a fratura e alivia inchaços e inflamações. (Mais adiante, você vai aprender mais sobre como curar ossos quebrados.)

Queremos dizer uma palavra sobre inchaço e inflamação. Trata-se de maravilhosos mecanismos de cura do próprio corpo que protegem a área machucada e trazem mais sangue, que contém os nutrientes de cura necessários. Depois de ter trabalhado na área machucada, ela não vai precisar mais de tanto sangue e proteção, mas vai continuar precisando de um pouco, e por isso sempre fica um pouco de inchaço e vermelhidão (que indicam inflamação). Todas as partes do corpo podem ficar vermelhas quando você trabalha nelas porque, como provavelmente já compreendeu, não estamos apenas lhe ensinando a aliviar a dor, mas a curar, para que as mensagens de dor não sejam mais necessárias.

Agora, uma palavra sobre articulações. Você vai encontrar, com freqüência, rigidez e depósitos de cálcio. Isso acontece especialmente em pacientes que têm artrite. Usando o terceiro olho e os olhos de suas mãos, passe os dedos em torno das articulações com um movimento de amassar. Você vai sentir seus dedos soltando os depósitos de cálcio e a Luz vai trabalhar para que o corpo os reabsorva.

Lembre-se de que você tem uma planta do corpo espiritual para consultar sempre que quiser. Sua visão interior pode visualizá-la claramente. A essa altura, além de ter consciência dessa visão, você é capaz de usá-la quase que inconscientemente. Não tente forçar a visão... não é necessário. Aceite-a, simplesmente, seja ela terceira visão, visão física ou supervisão que transcende o pensamento dimensional.

Depois de trabalhar os joelhos e os ossos da coxa, massageie a área onde as pernas se juntam ao corpo, trabalhando os ossos dos quadris... como trabalhou os joelhos, só que acrescentando um leve movimento de balanço com a base das mãos. Depois, suba para o centro solar e termine com o Kolaimni básico, que você conhece tão bem.

Naturalmente, você percebe que, apesar de termos oferecido um quadro bastante abrangente, você precisa usar seu bom senso e os olhos de suas mãos. Por exemplo: você não precisa fazer um tratamento sinusal completo em alguém que tem artrite nos joelhos.

Dor abdominal

Concentre-se no chakra solar e depois examine os pés, as pernas e a parte inferior do torso com as mãos e a visão física. Quando chegar ao abdômen, examine a área com o movimento de amassar. (Esse movimento não é para aliviar a dor. É para ver onde está o problema... Suas mãos perceberão.)

Agora, massageie o abdômen mais profundamente. Use movimentos rítmicos firmes mas suaves... trabalhando com movimentos circulares ou apenas rítmicos em direção à linha média do abdômen... *nunca em direção aos lados*. Tenha cuidado para não provocar dor. Agora deixe as mãos pairarem. Faça alguns movimentos rítmicos enquanto as mãos pairam, ou movimentos de amassar... como os do gatinho ronronando. Às vezes você deve usar um movimento de cima para baixo, lento e suave. Esses movimentos aliviam dores profundas, gases e congestão em geral. Você já sabe como manter as mãos sempre em movimento. Nunca as deixe completamente imóveis, embora os movimentos possam ser bem leves. Depois, pode fazer um movimento rítmico em curva, subindo para o chakra solar e, então, para a parte superior do corpo, terminando com a cura Kolaimni básica.

Depois de terminar o trabalho na parte da frente do corpo, faça o paciente se virar de bruços. Aplique um breve Kolaimni básico nas pernas, se houver fraqueza ou algum cansaço geral. Se suspeitar de algum problema mais sério, o procedimento deve ser o seguinte:

Depois de terminar as pernas, vá para o chakra da raiz na base da espinha. Deixe as mãos pairarem, massageie com um breve movimento circular e feche o centro. Massageie a espinha, com os polegares ligeiramente separados e os dedos levemente flexionados. Depois, começando novamente na base da espinha, vá subindo por ela mais uma vez, mas com movimentos rítmicos. (Há um exercício especial para dores nas costas que você vai aprender mais tarde.)

Agora você já chegou à parte superior do corpo. Está certo. *Se trabalhou intensamente a parte inferior do corpo, ainda há algumas coisas a fazer*. Massageie os grandes músculos que levam ao cérebro básico. Deixe as mãos pairarem sobre o cérebro básico e, depois, com a base das mãos, faça movimentos rítmicos, flexione e massageie com um movimento circular. Permaneça nessa área por alguns momentos.

Massageie os músculos do pescoço e do ombro mais uma vez. Depois, suba para a cabeça até o chakra coronal. Abra-o e envie para dentro dele a Luz calmante. Massageie levemente o centro coronal depois de fechá-lo. Deixe o paciente descansar por mais tempo do que descansaria depois de ter recebido um Kolaimni comum.

E acabou! Talvez seja bom fazer uma limpeza extra porque, depois de trabalhar a dor... especialmente esse trabalho extenso, você provavelmente vai sentir necessidade de mergulhar as mãos em água salgada várias vezes. Se restar algum eco de dor, tome um banho de água salgada antes de dormir.

Se for necessário, esse exercício pode ser repetido. Mas geralmente ele é feito apenas uma ou duas vezes por semana. No meio-tempo, as curas completas da dor e o Kolaimni comum feito com atenção especial podem funcionar muito bem.

Notas para o meu uso

Alívio avançado da dor — Procedimento

Se houver tempo, essas diferentes curas podem ser combinadas numa só. Deixe suas Mãos de Luz e seu saber serem os seus guias.

1. Prepare-se especialmente bem, pedindo "paz, pureza e obediência".
2. A menos que o paciente esteja com uma dor extrema ou que o tempo seja curto demais, conduza-o primeiro através dos estágios do Exercício Kolaimni para Descontração (ver p. 95).

Cura da parte superior do corpo (do centro solar ao centro coronal)

3. Abra o chakra solar e massageie o centro fazendo um movimento circular com a base da mão. Depois, flexione os dedos dentro do chakra num suave movimento de amassar. Feche levemente o centro. (Consulte as explicações sobre os métodos básicos.)
4. Suba suas mãos pelo torso, por sobre as costelas, com movimentos rítmicos curtos, parando para massagear e flexionar suavemente. Se estiver trabalhando com dor no peito ou estômago, coloque as Mãos de Luz dentro do corpo e massageie diretamente sob as costelas.
5. Abra o chakra do coração e massageie-o suavemente com o movimento circular de acumular e esvaziar. Seja muito delicado. Feche levemente o centro.

6. Trabalhe a parte superior do peito como fez com as costelas, usando movimentos rítmicos curtos, massageando e flexionando se necessário.
7. Abra o chakra da garganta e faça os dedos penetrarem muito suavemente no centro com um movimento de cavar. Seja delicado mas firme. Feche levemente o centro da garganta.
8. Suba pelo pescoço com as mãos, uma de cada lado, prestando atenção especial aos músculos. Massageie bem os músculos, com breves movimentos rítmicos e um leve movimento de cavar com a base da mão.
9. Trabalhe dentro, embaixo e ao longo do osso do maxilar, dedicando atenção especial à articulação do maxilar.
10. Trabalhe em volta e atrás da orelha; depois suba para a área em cima e à frente dela.
11. Vá para os ossos do rosto e envie Luz delicadamente para dentro deles. Se o paciente estiver com dor no rosto, inunde essa área com Luz quente e calmante. Se a dor for nas cavidades sinusais, trabalhe dentro e embaixo das áreas sinusais superior e inferior, flexionando os dedos em movimentos de amassar, curtos mas profundos. Se a área sinusal estiver intumescida, faça um movimento de balanço para a frente e para trás com os dedos, até sentir a área limpa.
12. Massageie suavemente os olhos físicos com as Mãos de Luz.
13. Massageie a testa com as Mãos de Luz.
14. Abra o terceiro olho e trabalhe esse chakra como fez com os outros... massageando, amassando, cavando. Fique sobre o centro por alguns momentos. Talvez o paciente perceba qual a causa da dor. Feche levemente o chakra do terceiro olho.
15. Abra o chakra coronal e faça as mãos pairarem por um momento num leve movimento circular. Não superestimule esse centro.

16. Feche todos os chakras.
17. Se a dor estiver localizada apenas na parte frontal superior do corpo, encerre a cura com um Kolaimni básico no corpo inteiro.
18. Deixe o paciente descansar o maior tempo possível.
19. Faça uma limpeza cuidadosa.

Para dor nas pernas

1. Concentre-se no chakra solar, como se fosse fazer um Kolaimni básico.
2. Comece pelos pés, com muito cuidado, envolvendo-os nas suas Mãos de Luz enquanto faz movimentos rítmicos, massageando-os com firmeza e suavidade.
3. Suba para as pernas, como no Kolaimni básico. Ao sentir que uma área precisa de cuidado especial, flexione os dedos profundamente dentro do tecido.
4. Se estiver lidando com dor nos ossos, passe seus Dedos de Luz ao longo do osso, sob os músculos. Se o osso estiver quebrado, deixe as mãos pairarem sobre a fratura, enviando Luz. Segure o osso quebrado nas suas Mãos de Luz, enchendo-o de Luz. Passe os dedos com firmeza pelo osso, para cima e para baixo, colocando sobre ele uma camada de Luz, para firmar a parte quebrada. Mova as mãos para trás e para a frente num movimento de amarrar, curvando em volta do osso, na área da fratura, a palma e os dedos de sua Mão de Luz.
5. Vá para os joelhos. Passe os dedos em torno das juntas num movimento de amassar, se sentir depósitos de cálcio. Sinta os dedos soltando os depósitos de cálcio e a Luz fazendo com que eles sejam reabsorvidos pelo corpo.

6. Suba para os ossos das coxas e para os quadris, massageando a área onde as pernas se juntam ao corpo. Trabalhe os ossos dos quadris como fez com os dos joelhos, mas acrescente um leve movimento de balanço com a base das mãos.

7. Vá para o centro solar e encerre a cura com um Kolaimni comum.

Dor abdominal

1. Concentre-se no chakra solar e trabalhe com a Luz nos pés, nas pernas e na parte inferior do torso.

2. Quando chegar à área abdominal, vá fazendo o movimento de amassar até suas mãos lhe dizerem onde está o problema.

3. Massageie mais profundamente, com movimentos rítmicos firmes e suaves. Trabalhe com movimentos circulares ou rítmicos em direção à linha média do abdômen... nunca em direção aos lados.

4. Faça as mãos pairarem sobre o abdômen... às vezes com movimentos rítmicos... às vezes "amassando"... às vezes usando um movimento lento, para cima e para baixo. Mantenha as mãos movendo-se levemente o tempo todo.

5. Com um movimento rítmico, levemente curvo, suba para o chakra solar e encerre a cura na parte frontal com um Kolaimni básico.

6. Faça o paciente se virar de bruços e, depois de cuidar das pernas com o Kolaimni básico, abra o chakra da raiz, faça as mãos pairarem e massageie com um movimento circular. Feche o chakra.

7. Massageie a espinha com os polegares levemente separados e os dedos levemente flexionados.

8. Comece novamente na base da espinha e suba com movimentos rítmicos.

9. Massageie os grandes músculos que levam ao cérebro básico.

10. Faça as mãos pairarem na base do cérebro... e, com a base da mão, faça movimentos rítmicos, flexione e massageie com um movimento circular. Deixe as mãos pairarem por mais algum tempo.
11. Massageie os músculos dos ombros e do pescoço mais uma vez.
12. Suba para a cabeça até o chakra coronal, abra-o e faça a Luz entrar. Massageie levemente o centro depois de fechá-lo. Assegure-se de que não voltou a abrir.
13. Deixe o paciente descansar o maior tempo possível e faça uma boa limpeza.

Coração/Garganta

Este exercício é excelente para aquelas ocasiões em que sentimentos de mágoa, de raiva, de tristeza, de insegurança, e todos os outros sentimentos de infelicidade que nos acometem no dia-a-dia parecem nos derrubar. De fato: ele ajusta vibrações emocionais emaranhadas e discordantes melhor do que a maioria dos exercícios.

Para a mágoa interior profunda e a dor emocional extrema, assim como para sentimentos que podem não ser tão dolorosos, mas que se instalaram profundamente no chakra do coração, o exercício sobre Cura Emocional (p. 68) é ótimo. Nessa cura do Coração e da Garganta usamos o chakra da garganta, que lida com inquietudes superficiais, e o chakra do coração, com seu poder emocional mais profundo. Ao trabalhar com os dois ckakras juntos, limpamos e afastamos os sentimentos inquietantes. O chakra do coração, com seu poder emocional mais profundo, ajuda a acalmar a turbulência do chakra da garganta. A Luz, jorrando através dos dois chakras, traz de volta seu equilíbrio.

Você envolve a si mesmo e a seu paciente nas suas preces e pensamentos durante um Kolaimni. Mas as preces que fazem parte dessa cura têm a capacidade específica de concentrar e fortalecer vibrações, sendo ao mesmo tempo uma consagração e uma cura. Use-as como estão escritas, pois têm um significado especial.

Depois de fazer um Kolaimni completo no paciente, consagre-se novamente a ser um canal para a Paz e a Cura. É bom, ao fazer isso, estender as mãos... com as palmas para cima. Existem diminutos centros de energia na palma da mão. A posição estendida das mãos abre e ativa ainda mais os centros. E então...

Abra seu centro do coração e diga (geralmente isso é dito em silêncio, mas se as palavras forem significativas e benéficas para o paciente, diga-as em voz suave):

"Em nome da Totalidade (ou do Grande Espírito, ou em nome de Deus, ou como queira chamar a Fonte) este chakra está em conexão com a Luz Viva para que eu possa dar e receber livremente o milagre do Amor."

Em seguida, abra o chakra do coração do paciente e faça uma conexão entre o seu chakra do coração e o do paciente, como faria numa Cura Emocional Kolaimni. Diga:

"Este chakra está em conexão com a Luz Viva para que este Ser querido possa dar e receber livremente o milagre do Amor."

Fique ali, permitindo que a Luz da Paz flua de suas mãos para o chakra do coração do paciente, e depois diga silenciosamente:

"Querido Grande Espírito (ou como quiser chamar a Totalidade), dê a este pequeno Ser a força do Amor."

Mantendo o chakra do coração aberto, abra o chakra da garganta e diga:

"Em nome de Deus, este chakra está em conexão com a Luz Viva para que minhas emoções possam ser puras e santas."

Abra o chakra da garganta do paciente e ligue-o ao seu... assim como fez com os chakras do coração. Se sentir um pequeno aperto no chakra da garganta, peça um pouco mais de Paz e Luz, mas na verdade isso é apenas um eco da dor. Coloque suas mãos sobre o chakra da garganta do paciente, uma sobre a outra, e sinta a Luz entrar... acalmando a turbulência. Quando a calma for suficiente para que você possa trabalhar com mais facilidade, diga em silêncio:

"Este chakra está em conexão com a Luz Viva para que suas emoções possam ser puras e santas."

Agora, seus chakras da garganta e do coração estão em conexão com os chakras da garganta e do coração do paciente.

Colocando uma das mãos sobre o chakra do coração do paciente e mantendo a outra mão sobre o chakra da garganta, sinta a Luz de Paz e Cura fluir de suas mãos para os dois centros. Então, usando uma das mãos, trace com a Luz a figura do oito celestial (símbolo matemático do infinito) ligando o chakra do coração do paciente ao seu chakra da garganta. Você vai sentir que seus chakras estão ligados numa espécie de triângulo aos chakras do paciente, com o poder penetrando o "oito" no ponto em que as linhas se cruzam.

Algumas pessoas não sentem nem visualizam tudo isso. Talvez você veja ou sinta alguma outra conexão. Mas está tudo bem. A luz sabe o que fazer e como fazer, e realiza a conexão onde ela é mais necessária.

Se sentir necessidade de mais Luz para si mesmo, veja-a fluir através do seu chakra coronal para os centros do coração e da garganta, e daí para o paciente. Isso é uma cura e um fortalecimento para vocês dois.

Ao fazer isso, muitos agentes da cura gostam de fazer uma prece silenciosa, pedindo Paz e Cura para o paciente. Você vai sentir a Luz de Paz e Cura fluir para dentro de você e do pequeno Ser com quem está trabalhando. Não se apresse: você vai perceber quando é hora de parar.

Então, mais uma vez, coloque as duas mãos sobre o chakra da garganta do paciente e diga:

"Paz e serenidade enchem agora as suas emoções."

Desça para o chakra do coração e diga:

"Agora você está livre da dor, para que possa facilmente dar e receber o milagre do Amor."

Depois disso, feche o seu chakra da garganta e depois o do coração. Em seguida, feche os chakras da garganta e do coração do paciente. Talvez você sinta a necessidade de manter as mãos sobre o paciente por alguns momentos, em paz e compaixão amorosas. Depois, deixe que o pequeno Ser descanse por algum tempo na Luz.

Não se preocupe com sua conexão coração-garganta nesse exercício. Ela estará correta... nesse nível ou num nível superior. No entanto, é bom observar o fluxo de Luz entre o chakra do coração e o chakra da garganta do paciente. Às vezes você não vê nada, e às vezes vê o fluxo de Luz ficar mais radiante. Será sempre suave e benéfico.

Procedimento para sanar problemas de coração/garganta

1. Faça um Kolaimni básico no paciente.
2. Fique quieto por um momento e consagre-se a ser um canal para a Paz e a Cura. Estenda as mãos, palmas para cima. Se for orientado nesse sentido, diga uma prece silenciosa quando erguer as mãos para a Luz.
3. Abra seu centro do coração e diga: "*Em nome da Totalidade (de Deus, ou do Grande Espírito) este chakra está em conexão com a Luz Viva para que eu possa dar e receber livremente o milagre do Amor.*"
4. Abra o centro do coração do paciente e faça uma conexão entre seus chakras, como na Cura Emocional (ver p. 68). Diga em silêncio: "*Este chakra é ligado à Luz Viva para que este Ser querido possa dar e receber livremente o milagre do Amor.*"
5. Permita que a Luz da Paz flua de suas mãos para o chakra do paciente e diga: "*Querido Grande Espírito (ou Deus ou Totalidade), dê a este pequeno Ser a força do Amor.*"
6. Mantendo abertos os chakras do coração, abra seu chakra da garganta e diga: "*Em nome do Grande Ser, este chakra está em conexão com a Luz Viva para que minhas emoções possam ser puras e santas.*"
7. Abra o chakra da garganta do paciente e ligue-o ao seu chakra da garganta.

8. Com as mãos sobrepostas sobre o centro da garganta, sinta a Luz fluir para o chakra da garganta do paciente até a turbulência emocional se aquietar e diga: "*Este chakra está em conexão com a Luz Viva para que as suas emoções possam ser puras e santas.*"

9. Agora, com os seus chakras do coração e da garganta ligados aos chakras do coração e da garganta do paciente, ponha uma das mãos sobre o centro do coração do paciente e a outra sobre a garganta dele. Sinta a Luz de Paz e Cura fluir de suas mãos para os dois centros.

10. Usando uma das mãos, trace com a Luz a figura do oito celestial (o símbolo matemático do infinito) ligando o chakra do coração do paciente ao seu chakra da garganta. Vai sentir que os seus próprios chakras estão ligados aos do paciente numa espécie de triângulo, com as energias penetrando o "oito" no ponto em que as linhas se cruzam.

11. Se sentir necessidade de mais Luz para si mesmo, veja-a fluir do seu chakra coronal para os centros do coração e da garganta e daí para o paciente... fortalecendo a ambos. Talvez seja bom dizer uma prece silenciosa, pedindo Paz e Cura para o paciente. A Luz lhe dirá quanto tempo deve durar esse estágio.

12. Coloque as duas mãos sobre o chakra da garganta do paciente e diga: "*Paz e serenidade enchem agora as suas emoções.*"

13. Coloque suas mãos sobre o chakra do coração do paciente e diga: "*Agora você está livre da dor para que possa dar e receber com facilidade o milagre do Amor.*"

14. Feche o seu chakra da garganta e depois o do coração.

15. Feche os chakras do coração e da garganta do paciente.

16. Deixe suas mãos sobre o paciente por alguns instantes, em paz e compaixão amorosas.

17. Deixe o paciente descansar por algum tempo na Luz.

18. Agradeça por ter sido um canal para essa bela conexão e faça a limpeza como sempre.

Hipertensão

(simplificado)

A tensão é, freqüentemente, a causa da hipertensão. Por isso, uma das melhores coisas a fazer é ensinar a seu paciente os exercícios de Descontração e para combater a Preocupação (ver pp. 95 e 98) e pedir-lhe para fazer esses exercícios todos os dias... um de manhã e um à noite. Se o paciente estiver muito tenso, ambos os exercícios podem ser repetidos duas vezes por dia. Pode-se ensinar esses exercícios até mesmo para pacientes que desconhecem totalmente o Kolaimni.

Ao trabalhar com um paciente, comece a cura da hipertensão com um Kolaimni básico, completo. Se o paciente ainda estiver com o corpo tenso quando você terminar, ajude-o a fazer o exercício para combater a Preocupação ou o exercício de Descontração. Se a pessoa com quem você está trabalhando estiver perturbada por causa de alguma coisa específica, sugiro o exercício para combater a Preocupação. Mas, se for uma pessoa que vive num estado geral de tensão, o exercício de Descontração é melhor. Quando o paciente está muito tenso, você pode usar os dois. Esta *não* é uma cura rápida, mesmo na sua forma simplificada. Mas, se você estiver diante de uma emergência, pode começar diretamente com a cura simplificada da Hipertensão e fazer os outros exercícios Kolaimni depois. É raro deparar com emergências desse tipo, e é mais fácil e mais duradouro fazer primeiro os exercícios para combater a Preocupação e de Descontração. Às vezes, o paciente reluta em aceitar o aspecto meditativo do exercício para combater a Preocupação. Se for esse o caso, faça um exercício de Descontração mais completo do que o normal.

Depois de completar essa parte da cura, sente-se em posição de meditação e deixe o paciente relaxar e aproveitar as sensações reconfortantes que esses exercícios proporcionam. Enquanto isso, peça mais "paz, pureza e obediência," para o caso de ter absorvido algumas vibrações discordantes do paciente.

Depois, abra seu chakra coronal e deixe que seu corpo se encha de Luz enquanto pede Paz novamente. Você pode repetir "paz... paz... paz" enquanto sente a Luz energizar o seu corpo. Então, coloque suas mãos sobre o chakra solar do paciente e abra esse centro. Faça as mãos pairarem, permitindo a penetração da Luz calma e branca da Paz. Feche esse chakra e vá para o cérebro básico.

Faça um breve exame do corpo deixando suas mãos pairarem sobre o cérebro básico. Você pode formar, assim, um quadro do funcionamento dos processos, especialmente dos processos involuntários, do corpo do paciente. Faça as mãos pairarem e inunde o cérebro básico com a Luz que cura, cheia de paz. Essa Luz pode parecer quase prateada para a sua visão do terceiro olho. Repita silenciosamente "paz... paz... paz...", enquanto a Luz continua a fluir para a área do cérebro básico. Você está penetrando profundamente no subconsciente e fazendo com que a tempestade no corpo e no sangue do paciente se acalme. Talvez você prefira dizer em silêncio essas palavras de paz, o que funciona perfeitamente. A mensagem chega telepaticamente... *não se preocupe!*

Vá então para o chakra da garganta. Abra-o, faça as mãos pairarem e inunde o centro com a Luz, como fez com o cérebro básico. Quando terminar, feche o chakra da garganta e vá para o chakra do coração. Abra esse centro e deixe a Luz da Paz fluir suavemente enquanto você oferece uma prece pela cura e pela normalização das funções no corpo do paciente. Feche o chakra do coração.

Agora, mantenha as mãos sobre as carótidas, uma de cada lado da garganta. As carótidas são as grandes artérias que conduzem o sangue à cabeça. Se curvar levemente as mãos em torno da garganta do paciente, não vai deixar de senti-las. Deixe as mãos pairarem sobre essas artérias e deixe que a Luz flua para dentro delas. Podem estar latejando, contraídas, ou até mesmo obstruídas. A Luz que você envia para dentro delas vai diminuir a pressão.

Vá subindo as mãos pelos lados do rosto do paciente. Suba lentamente até a testa e faça um movimento com a mão — ou com as mãos, se for mais confortável para você — para a frente e para trás, além de suaves movimentos rítmicos para diminuir a tensão ou alguma dor de cabeça.

Depois, abra o chakra coronal e deixe as mãos pairarem. Talvez sinta um formigamento ou uma onda de energia nas mãos e no seu chakra coronal. Demore-se um pouco aí... não demais... só algum tempo. (Se estiver pensando com o seu cérebro esquerdo, pode contar devagar até vinte e cinco.)

Depois disso, vá subindo as mãos, em pequenos movimentos em meia-lua, voltados para cima, pela parte de trás da cabeça do paciente (é um movimento em forma de concha). Repita o movimento na parte de trás da cabeça até ter trabalhado bem a área que vai do centro coronal à base do crânio. Comece de novo na frente. Comece no centro coronal, fazendo o movimento em concha com as mãos. Repita, até ter trabalhado bem a área que vai do centro coronal às sobrancelhas. Repita esses movimentos, desta vez indo do cérebro básico em direção ao centro coronal, e das sobrancelhas para o centro coronal.

Quando chegar ao centro coronal, demore-se outra vez com as mãos, mas desta vez numa posição bem especial: a mão direita diretamente sobre o chakra... a mão esquerda sobre a mão direita, com os polegares ligados, mas sem se tocarem. Usar as mãos dessa maneira elimina cicatrizes nos tecidos e reativa áreas do cérebro danificadas ou privadas de sangue.

Deixe essa Luz Branca de Paz entrar e encher a cabeça do paciente. Talvez você a veja como uma luz branca-prateada. Diga silenciosamente ao paciente: "Paz... paz... paz..." Talvez você sinta necessidade de falar em voz alta. Se for o caso, fale suavemente, várias vezes. Depois faça uma prece pedindo paz para o paciente... usando as palavras Paz da Luz... Paz de Deus..., ou qualquer outra expressão que use para designar a Fonte Divina.

Essa é a Paz que transmite compreensão e, provavelmente, você vai ver o corpo inteiro do paciente relaxar à medida que se enche dessa Luz. *Essa Luz estimula o corpo etérico e o corpo astral... até o mais elevado nível espiritual onde, naturalmente, a Luz está sempre presente e visível para aqueles que conseguem ver com os olhos do espírito. Os seus conseguem, acredite! Não se preocupe se não tiver consciência dessa visão. Você a tem, e está agindo exatamente como deveria estar agindo em todos os planos e em todos os lugares.*

Fique quieto alguns minutos. Provavelmente, vai esquecer do tempo. Fique apenas vendo a Luz que parece ser absorvida pelo corpo do paciente. Gradualmente, ela vai se difundir por todos os níveis do corpo por um longo período. O paciente estará envolto num casulo de Luz, mesmo que ele seja invisível agora. Por estar envolto nesse casulo, seu paciente ficará feliz, em paz e relaxado como talvez nunca tenha ficado antes. Algumas pessoas têm estado tensas há tanto tempo que, no início, nem reconhecem a mudança em suas sensações. Mas as boas sensações estão ali e essas pessoas vão perceber lentamente que há muito tempo não se sentiam assim. Algumas podem bloquear as novas sensações no início. Se for esse o caso, e se o paciente permitir, repita esse exercício várias vezes, até ele tomar consciência da mudança.

Para terminar a cura, feche o centro coronal e deixe que qualquer excesso de Luz volte para seu próprio corpo. Provavelmente você vai se lembrar que o seu chakra coronal está aberto e, portanto, feche-o. Faça uma pequena prece de agradecimento e alegria por ter tido o privilégio de fazer essa cura que, acredite, é uma cura que vai lhe dar muita satisfação.

Deixe o paciente dormir o máximo possível. Descansar na Luz é muito bom para ele. Provavelmente, é bom oferecer-lhe uma xícara de chá antes que ele saia para o mundo outra vez. Existem chás de ervas excelentes e deliciosos. Um pouco de mel no chá também faz bem. Então, quando vocês dois estiverem prontos, podem levantar e seguir seus caminhos.

Lembre-se: essa cura pode ser feita a distância. Portanto, faça-a sempre que for necessário e sempre que tiver oportunidade. A hipertensão é um dos mais sérios problemas da humanidade atual. Aliás, você pode fazer essa cura em pessoas que já tiveram algum tipo de problema vascular, como um derrame. Ela ajuda a reparar os tecidos e a restaurar funções num organismo comprometido.

Como proceder na cura da hipertensão

1. Ensine a seu paciente os exercícios de Descontração e para combater a Preocupação, e aconselhe-o a fazê-los todos os dias para ajudar a aliviar a tensão.
2. Aplique um Kolaimni básico.
3. Se o corpo ainda estiver tenso depois do Kolaimni básico, faça um exercício de Descontração ou para combater a Preocupação... De Descontração se o paciente vive num estado geral de tensão... De Preocupação se ele está perturbado por causa de alguma coisa específica... Os dois, se está *muito* tenso.
4. Peça mais "paz, pureza e obediência," para o caso de ter absorvido vibrações discordantes durante a cura inicial.
5. Abra seu chakra coronal e deixe que seu corpo se inunde com a Luz enquanto pede Paz outra vez. Pode repetir silenciosamente "paz... paz... paz...", enquanto sente a Luz energizar seu corpo.
6. Abra o chakra solar do paciente e fique com as mãos sobre ele por algum tempo. Deixe que a Luz da Paz entre nesse centro. Feche o chakra.
7. Vá para o cérebro básico e examine rapidamente o corpo, deixando suas mãos se demorarem um pouco nessa área. Forme um quadro dos processos involuntários do corpo do paciente enquanto trabalha. Mantenha as mãos sobre o cérebro básico e inunde-o de Luz que cura, cheia de paz. Repita silenciosamente "paz... paz... paz...", à medida que penetra no subconsciente do paciente.

Faça, suavemente, com que a tempestade no corpo e no sangue do paciente se acalme.

8. Abra o chakra da garganta, deixe as mãos pairarem e inunde o centro com Luz. Feche o chakra.
9. Abra o chakra do coração e deixe a Luz de Paz entrar suavemente, enquanto oferece uma prece pela cura e pela normalização das funções no corpo do paciente. Feche o centro do coração.
10. Mantenha as mãos, uma de cada lado da garganta do paciente, sobre as carótidas, deixando que a Luz entre dentro delas.
11. Vá subindo as mãos pelos lados do rosto e chegue lentamente até a testa. Faça longos movimentos, rítmicos e suaves, para a frente e para trás, com a mão, ou mãos, para diminuir a tensão ou alguma dor de cabeça.
12. Abra o chakra coronal e mantenha as mãos sobre essa área. Talvez sinta um formigamento ou uma onda de energia em suas mãos ou centro coronal. Demore-se algum tempo nesse local.
13. Agora, faça pequenos movimentos em meia-lua com as mãos, na parte de trás da cabeça do paciente (um movimento em forma de concha). Repita o movimento na parte de trás da cabeça até ter trabalhado a área entre o centro coronal e a base do crânio. Comece novamente na frente. Comece no centro coronal, fazendo o movimento em concha com as mãos. Repita até ter trabalhado a área entre o centro coronal e as sobrancelhas. Repita os movimentos, dessa vez *subindo* do cérebro básico em direção ao centro coronal e das sobrancelhas para o centro coronal.
14. Quando chegar novamente ao centro coronal, mantenha a mão direita diretamente sobre o chakra e a esquerda sobre a direita, com os polegares unidos, mas sem se tocarem. Isso elimina cicatrizes nos tecidos e reativa partes do cérebro danificadas ou privadas de sangue.

15. Deixe a Luz Branca da Paz entrar até que encha a cabeça do paciente. Diga várias vezes, em silêncio, "paz... paz... paz..." Depois faça uma prece pedindo paz para o paciente. Essa é a Paz da Fonte Divina e, provavelmente, você vai ver o corpo inteiro do paciente relaxar à medida que se enche de Luz e compreensão.

16. Veja a Luz ser absorvida pelo corpo do paciente. Ela vai, gradualmente, se difundir por *todos* os corpos do paciente, até que ele fique envolto num casulo de Luz.

17. Feche o centro coronal do paciente e deixe que qualquer excesso de Luz volte para seu próprio corpo. Feche o seu próprio centro coronal.

18. Faça uma pequena prece de agradecimento e alegria por ter sido o canal dessa cura. Faça a limpeza, como sempre.

19. Deixe o paciente descansar na Luz o máximo possível.

Problemas respiratórios

Todos querem saber como tratar problemas respiratórios. Eles são provocados por várias coisas... freqüentemente várias coisas combinadas. Bactérias, vírus e até mesmo a poluição podem prejudicar o corpo humano. Este exercício vai permitir que você ajude a si mesmo e aos outros quando pegar o que chamo de "A Praga" da vida moderna. Pode ser que ela não o mate como as pragas dos tempos antigos, mas certamente pode fazer você sentir que a vida não vale a pena.

Não é difícil seguir os estágios dessa cura. Se no início parecem um pouco complexos, depois de realizá-los você vai perceber que são simples. Alguns estudantes relutam em usar essa cura porque acham que ela demora muito. Não é verdade! O exercício inteiro pode levar menos tempo que um Kolaimni básico.

Os estágios são explicados de forma que você possa usá-los tanto para a autocura quanto para curar outras pessoas e, naturalmente, essa cura pode ser feita a distância. Primeiro, fique numa posição confortável. Talvez nenhuma posição seja muito confortável para o paciente, mas acomodem-se da melhor forma possível. Se um dos problemas for nariz entupido e dificuldade para respirar, faça o paciente deitar a cabeça num travesseiro. Um conselho: se estiver trabalhando em você mesmo, deite-se. Talvez você ache mais confortável sentar numa cadeira, mas, como vai trabalhar o torso inteiro, para cima e para baixo, deitado é melhor.

Peça "paz, pureza e obediência" e, se estiver trabalhando com outra pessoa, peça proteção contra vibrações discordantes. Agora, concentre-se no chakra solar. Abra-o e sinta a Luz fluir da palma de suas mãos. Mantenha as mãos sobre essa área por tempo suficiente para sentir o corpo do paciente. É provável que você use, instintivamente, alguns movimentos rítmicos. Isso o ajuda a descobrir o que está acontecendo no corpo do paciente. Depois que tiver compreendido a situação, feche o chakra.

Em seguida, coloque as mãos estendidas, com os dedos apontando para os dedos dos pés, uma de cada lado do chakra solar. Mantenha os dedos juntos e rígidos. Com movimentos de empurrar, rítmicos e curtos, comece a levar a energia do corpo para o chakra da garganta. Você consegue ver o fluxo? Tem a forma de um "V".

Continue a trabalhar com esses movimentos em direção ao chakra da garganta. Vá subindo... subindo... preste atenção às costelas... massageie os músculos doloridos... trabalhando sempre com as mãos estendidas. Você pode usar os movimentos rítmicos que quiser, mas vá sempre em direção à garganta. Tudo vai ser levado para o centro da garganta, para que você possa colocar as vibrações no chakra para serem neutralizadas.

Não pare no chakra do coração. Quando chegar à garganta, pode relaxar a posição rígida das mãos. Use as mãos para trabalhar o chakra da garganta. Abra o centro da garganta e retire as vibrações discordantes que se acumularam aí, fazendo pequenos movimentos de juntar. As palmas das mãos devem ficar voltadas para baixo... não para cima. Você está simplesmente deslocando as vibrações discordantes... o desconforto... para o chakra, que é um redemoinho de Luz branca e radiante. Às vezes, é bom repetir para si mesmo "pureza... Luz... pureza... Luz...", muitas e muitas vezes enquanto trabalha.

Quando sentir que as vibrações discordantes estão sintonizadas com as vibrações de Luz... e foram realmente absorvidas na Luz... feche o chakra. Massageie o pescoço, com uma das mãos de cada lado. Se estiver trabalhando com glândulas muito inchadas, talvez seja melhor usar as mãos de um lado e depois do outro.

Trabalhe atrás das orelhas, fazendo movimentos rítmicos e enviando Luz para essa área. Há um ponto atrás das orelhas que geralmente é muito sensível. Fica atrás da parte superior do lóbulo da orelha. Insira aí seus Dedos de Luz e trabalhe as trompas de Eustáquio... são pequenos tubos que correm entre os ouvidos e a garganta.

Talvez estejam quentes e inchados. Deixe a Luz diminuir o calor e contrair os vasos sangüíneos dilatados que estão provocando a inflamação.

Agora, vá penetrando nos ouvidos. Sinta todas as suas estruturas... Não são interessantes? O interior dos ouvidos é tão bonito! Trabalhe o ouvido médio e o ouvido interior. Talvez você sinta que o tímpano está inflamado e intumescido. Envie para o seu interior a Luz que cura, mas uma Luz quentinha, nunca fria. Às vezes, o paciente está com dor de ouvido. Use seus Dedos de Luz para aliviar essa dor. Trabalhe com cuidado, porque o ouvido é muito sensível. Quando terminar, encha o ouvido interior com Luz quente, que cura.

Ainda trabalhando pelo lado de dentro, suba pelo rosto. Seus dedos vão ficar logo sob a pele... na "parte de baixo" da pele. Provavelmente, esta vai estar enrijecida. Suavize esse enrijecimento com Luz quente, que lubrifica. Vá passando pelos músculos... mais fundo... até os ossos. Quando temos um resfriado forte, os ossos do rosto doem como se estivessem quebrados. Suas Mãos de Luz podem diminuir essa dor.

Agora o nariz. Se estiver resfriado... ou tiver rinite... provavelmente vai achar que esta é a parte mais importante da cura. Entre no nariz com seus Dedos de Luz. Enquanto estiver trabalhando nessa área, seu paciente pode ter dificuldades para respirar. Acalme-o, fazendo-o sentir que tudo está sendo desobstruído. E é verdade, pois você está contraindo tecidos inchados e entupidos. Mas, enquanto estiver trabalhando, o paciente pode ter uma sensação de entupimento ainda maior. É porque seus Dedos de Luz estão lá dentro. O paciente pode ter vontade de espirrar ou de assoar o nariz. Deixe-o fazer o que quiser. Tudo está sendo desobstruído.

Vá com os dedos para a área sinusial. Talvez você sinta o tecido estalar. Agora, mantenha a Luz no nariz, especialmente nas passagens superiores. A Luz vai aliviar as membranas inchadas e carregadas do nariz. Às vezes, o paciente segregou muco demais e isso vai deter o fluxo excessivo.

Deixando a área do nariz cheia de Luz, trabalhe todas as áreas que deixou de lado, ou as que parecem precisar de cura adicional, especialmente o palato mole. Talvez você sinta necessidade de trabalhar em torno das gengivas e do palato duro e descer para a garganta para trabalhar as amígdalas ou a cicatriz das amígdalas, se elas foram removidas.

Agora, volte para o rosto para trabalhar em torno dos olhos lacrimejantes, secos, ou doloridos. Talvez seja bom enviar um suave fluxo de luz aos canais lacrimais. Isso vai produzir lágrimas quando elas forem necessárias. Às vezes, você precisa aplicar pressão de Luz nos canais lacrimais, se estiverem segregando muita água.

Passe suas Mãos de Luz sobre os globos oculares, banhando-os na Luz que cura. Isso é algo que você não pode fazer com suas mãos físicas sem causar danos ou dor intensa. Está percebendo as vantagens das Mãos de Luz? Trabalhe com os polegares para cima e para dentro, sob a borda do osso que forma a cavidade ocular. Muitas vezes, você vai perceber que as veias estão inchadas e distendidas. Trabalhe nelas até ficarem normais, sem nenhum inchaço.

Vá para a testa. Trabalhe sob a pele outra vez. Como nessa área há pouco tecido debaixo da pele, você vai trabalhar perto do osso. Nessa área há uma complexa rede de distribuição de sangue. O couro cabeludo é muito irrigado de sangue. Isso é bom. Massageie suavemente as veias e as artérias. A sensação não é boa? Parecem espaguete... mas espaguete vivo! É divertido brincar com o elaborado sistema de condutores, e a massagem alivia a congestão. Às vezes, você sente que um ponto está latejando. Isso indica uma área inchada e congestionada, que geralmente causa muita dor para o paciente. Envie mais Luz para esses pontos.

Agora massageie toda a testa, das têmporas para dentro... usando movimentos semicirculares e movimentos rítmicos suaves e curtos. Trabalhe várias vezes em torno do chakra fechado do terceiro olho, até ter trabalhado, ou "reunido", as vibrações discordantes em torno da borda do chakra. Agora abra o chakra, que está cheio de Luz turbilhonante... Luz radiante. É um vórtice... um redemoinho de vibrações perfeitamente reguladas. Deixe as vibrações discordantes entrarem no chakra, onde serão absorvidas sem causar danos.

Dê tempo para a Luz penetrar e curar. Às vezes isso acontece instantaneamente, mas em geral trata-se de um processo lento, mais suave para o corpo. Nem todos os organismos suportam as vibrações poderosas que curam instantaneamente. Quando sentir que terminou, feche o centro do terceiro olho. Agora, trabalhe em torno da cabeça, em movimentos circulares, subindo para o chakra coronal. Abra o chakra. Deixe as vibrações discordantes entrarem nele e feche-o.

Se estiver trabalhando em outra pessoa, ponha suavemente as mãos em seu corpo carnal e diga a ela para se virar. Se estiver trabalhando em você mesmo, esteja preparado para visualizar as mãos de Luz trabalhando na área das costas. Se for difícil ficar deitado, tanto no caso de trabalhar sozinho quanto no caso de trabalhar com um paciente, use travesseiros.

Vá subindo a partir da base da espinha... não se demore muito na parte inferior das costas, a menos que o desconforto nessa área seja acentuado. Vá subindo pelas costas e, quando chegar à região dos pulmões, vá mais devagar e trabalhe com mais cuidado, sentindo toda a superfície dos pulmões, em volta e por baixo. Sinta a pleura... o invólucro de muco do peito... ela pode estar áspera e pode haver alguma inflamação. A pleurite, ou pneumonia pleural, é muito dolorosa. Por isso, trabalhe essa área com cuidado especial. Muitas vezes é necessário uma massagem de Luz... Massageie a área e envie ondas de Luz quente, envolvente, penetrante. *Rezar enquanto trabalha pode fortalecer as vibrações. Acentua e fortalece suas próprias vibrações de cura por um processo que nem sempre é bem compreendido, mas que sempre funciona.* Os Seres de Luz parecem saber disso instintivamente, rezando a maior parte do tempo enquanto trabalham... não uma prece formal... mas apenas uma elevação para a Luz de tudo o que fazemos.

Agora vá para os pulmões. Passe as mãos sob as omoplatas. Faça movimentos rítmicos nos pulmões. Massageie-os e encha-os de Luz. Os tecidos devem estar elásticos e ligeiramente úmidos. Se estiverem inflamados e houver uma quantidade excessiva de líquido, isso pode indicar um processo de pneumonia. Se os tecidos estiverem congestionados e não estiverem eliminando todo o ar que é inspirado, aplique uma ligeira pressão. *Faça isso suavemente.* Certamente, você não vai querer que o paciente expire o ar de uma vez só e fique azul porque você apertou o pulmão como se estivesse espremendo uma laranja. Não se preocupe... eu estou só brincando. Seja gentil, mas não tenha medo de pressionar com firmeza e fazer com que o paciente respire profundamente... para dentro... para fora... Às vezes os pulmões têm problemas porque nunca conseguem inspirar ar suficiente.

Agora, vá para o cérebro básico e encha-o de Luz. Demore-se um pouco e faça movimentos de amassar para estimulá-lo. O cérebro básico é a estação de comando central do coração e dos pulmões e pode fazer com que o seu corpo produza tudo o de que necessita. Se estiver tratando de si mesmo, use a visualização.

Se sentir preguiça e não tiver vontade de trabalhar em você mesmo... quem disse que é obrigado? O Mestre Jesus, os Mestres, os Anjos... muitos Seres o amam e tratarão de você, fazendo com que a Luz que cura penetre no seu corpo livremente, sem impedimento algum.

Quando acabar de trabalhar o cérebro básico, vá para o chakra coronal. Abra-o e deixe a Luz Branca inundar o corpo. Depois feche o chakra. Agradeça e ofereça sua cura para a Luz. Descanse um pouco. Se você for o paciente, procure dormir. Se o paciente for outra pessoa, faça com que durma um pouco, apesar de não precisar fazer muita força para isso.

Se você trabalhou em outra pessoa, talvez sinta as mãos quentes e pegajosas... ou quentes e ásperas... por isso, faça uma boa limpeza, como sempre. Isso é tudo.

Como proceder no caso de problemas respiratórios

1. Peça "paz, pureza e obediência" e um filtro de Luz adicional contra vibrações discordantes, se achar necessário.

2. Concentre-se no chakra solar do paciente. Abra-o e sinta a Luz fluir da palma de suas mãos. Deixe-as pairar e faça leves movimentos rítmicos até sentir o que está acontecendo no corpo do paciente. Feche o centro.

3. Coloque as mãos estendidas, com os dedos apontando da direção dos dedos dos pés, uma de cada lado do chakra solar. Mantenha os dedos juntos e bem rígidos. Com as palmas para baixo, faça breves movimentos rítmicos de empurrar, deslocando as vibrações discordantes para cima, na direção do chakra da garganta.

4. Continue a fazer esses movimentos para cima em torno das costelas. Massageie os músculos doloridos, trabalhando sempre com as mãos estendidas. Faça os movimentos que for guiado a fazer, mas sempre para cima.

5. Passando por alto o chakra do coração, faça suas mãos se encontrarem no chakra da garganta. Agora você pode relaxar a posição rígida das mãos e usar uma, ou ambas, para trabalhar o centro da garganta.

6. Abra o chakra da garganta e trabalhe em torno dele com pequenos movimentos de juntar. Com as palmas para baixo, faça com que as vibrações discordantes entrem no centro da garganta, onde se-

rão absorvidas pela Luz. Você pode repetir silenciosamente "pureza... Luz... pureza... Luz", até sentir que as vibrações estão sintonizadas com as vibrações de Luz. Feche o chakra.

7. Massageie o pescoço para cima, com uma das mãos de cada lado. Se estiver trabalhando com glândulas muito inchadas, talvez seja melhor usar primeiro as duas mãos de um lado, depois do outro.
8. Trabalhe atrás das orelhas, fazendo movimentos rítmicos e enviando Luz para dentro delas. Faça seus Dedos de Luz penetrarem na área da orelha para trabalhar as trompas de Eustáquio. Deixe a Luz diminuir qualquer calor que houver, contraindo os vasos sangüíneos dilatados que provocam a inflamação.
9. Agora, dirija os Dedos de Luz para os ouvidos. Trabalhe o ouvido médio e o interior. Se o tímpano estiver inflamado ou intumescido, envie Luz quente para ele. Os leves movimentos rítmicos de seus Dedos de Luz vão aliviar qualquer dor de ouvido que seu paciente tenha. Quando terminar, encha todo o ouvido interior com Luz quente, que cura.
10. Saia da área do ouvido, e, ainda trabalhando pelo lado de dentro, suba pelo rosto, por baixo da pele. Suavize qualquer intumescimento com Luz quente e lubrificante, e trabalhe através dos músculos até chegar aos ossos da face. Suas mãos de Luz podem aliviar qualquer dor nessa área.
11. Dirija seus Dedos de Luz para o nariz e contraia os tecidos intumecidos. Se o paciente tiver alguma dificuldade para respirar, tranqüilize-o dizendo que está simplesmente ajudando-o "a abrir as narinas".
12. Dirija seus dedos para as passagens sinusais e mantenha a Luz nessa área.
13. Saia da área nasal e trabalhe as áreas que deixou de lado, como o palato duro e o palato mole... entrando na garganta para trabalhar as amígdalas, se for necessário.

14. Agora, trabalhe em torno dos olhos. Faça uma suave pressão de Luz nos canais lacrimais se estiverem produzindo muita água. Passe suavemente as Mãos de Luz nos globos oculares, banhando-os com a Luz que cura. Vá subindo com os polegares, trabalhando dentro e sob a borda do osso que forma a cavidade ocular. Continue a enviar Luz para os vasos dilatados até desincharem totalmente.

15. Vá para a testa e trabalhe novamente sob a pele. Massageie toda a área, enviando mais Luz sempre que sentir um ponto congestionado ou latejando. Trabalhe das têmporas para dentro... com movimentos semicirculares e breves movimentos rítmicos para "juntar" as vibrações discordantes em torno da borda do chakra do terceiro olho.

16. Abra o chakra do terceiro olho e leve as vibrações discordantes para dentro dele, para serem absorvidas pela Luz. Dê tempo para a Luz ser absorvida e *curar*. Quando terminar, feche o centro do terceiro olho.

17. Trabalhe em círculos em torno da cabeça, subindo até o chakra coronal. Abra-o, leve as vibrações discordantes para dentro dele e feche-o.

18. Faça com que o paciente se vire de bruços, para trabalhar suas costas.

19. Comece na base da espinha e suba para a região dos pulmões. Deixe suas Mãos de Luz passarem em torno dos pulmões, dando especial atenção à pleura, invólucro do peito e aos pulmões. Se houver inflamação, trabalhe essa área com cuidado especial. Massageie-a e envie ondas de Luz penetrante e quente. Eleve tudo para a Luz com uma Prece de Cura silenciosa.

20. Entre nos pulmões. Faça movimentos rítmicos e massageie-os, enchendo-os de Luz. Os tecidos devem estar elásticos e levemente úmidos. Se estiverem inflamados ou houver muito líquido, aplique, *com suavidade e firmeza,* uma pressão com suas mãos de

Luz. Isso vai estimular o paciente a respirar mais profundamente... para dentro... para fora...

21. Vá agora para o cérebro básico e encha-o de Luz. Demore-se um pouco e faça o movimento de "amassar" para estimulá-lo.
22. Abra o chakra coronal e deixe o corpo ser inundado pela Luz Branca. Feche o centro.
23. Ofereça a cura para a Luz, agradecendo por ter sido o canal da Luz que cura.
24. Faça seu paciente descansar na luz o máximo possível.
25. Faça a limpeza como sempre.

Ossos quebrados, torções, problemas nas costas

São tantos os problemas nos ossos que eu poderia acrescentar um "etc." ao título desta seção. Às vezes, temos certeza de que quebramos um osso porque a dor é enorme, mas uma radiografia revela que é "apenas" uma torção, uma distensão ou um deslocamento. Por outro lado, há casos de pessoas que ficam semanas com um osso quebrado sem perceber. Às vezes, uma radiografia feita por algum outro motivo revela uma antiga fratura da qual a pessoa nada sabia.

Esse exercício não é para ensiná-lo a diagnosticar fraturas nos ossos. É para mostrar a você como cuidar de um osso machucado... quebrado ou não!

Vamos começar pondo nossas Mãos de Luz dentro da nossa coxa. Gosto de usar esse osso para aulas práticas porque é fácil senti-lo e também é fácil chegar até ele. Sinta o osso. Curve seus Dedos de Luz em volta dele. Agora, ainda envolvendo o osso, deslize os dedos suavemente para frente e para trás. Depois, usando só uma das mãos, e ainda envolvendo o osso, passe a mão várias vezes em torno dele, num suave movimento de balanço. Agora... movimente sua Mão de Luz para cima e para baixo... para trás e para a frente. Sei que eu sempre disse para você fazer movimentos para cima. *Esta é uma das raras exceções a essa regra,* e o movimento de energia vai parecer estranho... talvez um pouco desconfortável no início... mas quero que você o sinta.

São esses os movimentos de cura que você vai usar ao trabalhar com ossos. São especialmente úteis para ossos quebrados, mas podem ser úteis também para outros tipos de ferimentos. Faça-os novamente. Perceba a sensação provocada por cada movimento e preste atenção também à sensação no interior de seu corpo enquanto suas Mãos de Luz se movimentam. Atenção para não sentir apenas o osso, mas também os músculos em torno dele. Movimente os dedos para trás e para a frente... com suavidade e firmeza.

Agora, encha a área com Luz *fria.* Sinta o frio em suas Mãos de Luz e espalhe esse frio para a área da coxa. *Lentamente, comece a inundar a área com Luz quente.* Qual delas lhe dá a sensação melhor?

Depois, visualize sua mão, ou mãos, envolvendo o osso numa bandagem de Luz. Vá enrolando essa bandagem que acalma e cura. Depois, deixe a Luz se dissipar.

Agora, visualize uma atadura de Luz envolvendo o osso. Pode usar suas Mãos de Luz para torná-la tão forte quanto quiser. Deixe a atadura se dissipar. No caso dessa manipulação ter provocado algum desconforto nessa área, envie para ela a Luz calmante de seus dedos, até que todo o desconforto desapareça. Afaste as mãos.

Como se sente? Se ainda estiver sentindo algum desconforto, talvez você tenha sido pouco delicado ao trabalhar, ou talvez você seja sensível demais a vibrações. Seja o que for... deixe as mãos pairarem sobre essa área e envie mais Luz para ela. Não entre no corpo dessa vez. Envie a Luz através do corpo etérico. Se, depois disso, ainda sentir alguma coisa, provavelmente não é dor, mas apenas uma sensação que o faz ter consciência de que o interior daquela área foi trabalhado. *Não se preocupe!* Isso passa logo. Banhe a área sensível em água salgada ou tome um banho completo de água salgada se a sensação persistir.

Agora é hora de trabalhar num parceiro, se tiver alguém disponível. Se estiver usando o livro como instrutor, talvez esteja trabalhando sozinho. Se for o caso, leia o que se segue, mesmo que não tenha alguém fisicamente presente com quem praticar. Você *precisa* fazer essas coisas, pois nem sempre vai trabalhar sozinho. Na verdade, vai ficar surpreso ao ver quantas pessoas vão procurá-lo pedindo ajuda. Então, vamos aos ossos!

Prosseguindo: quando estiver trabalhando em outra pessoa, faça movimentos lentos, cuidadosos e preste atenção ao que a pessoa está sentindo. Mas, o que é mais importante, esteja atento ao que suas Mãos de Luz lhe dizem. Passe-as pelo osso... para cima, para baixo... e em volta. Quando estiver diante de uma fratura de verdade, ficará surpreso com a clareza e a facilidade com que sente essa fratura. Vai perceber se é uma fratura simples, se o osso está trincado, se está estilhaçado, ou se é uma fratura num osso jovem, ainda bem flexível.

Não, não faça de conta que seu parceiro tem alguma dessas fraturas. Sua forma-pensamento pode causar muito desconforto para ele. Você não vai quebrar o osso de verdade, mas seu parceiro vai sentir como se estivesse quebrado. Mais tarde, você terá oportunidade de praticar usando a visualização.

Você pode usar os movimentos descritos, com pequenas modificações, para consertar qualquer osso quebrado do corpo. Os joelhos, por exemplo, exigem um movimento de balanço. Cotovelos... você faz um movimento de balanço e depois os envolve em suas Mãos de Luz por alguns momentos. Os ossos das mãos e dos pés são muito pequenos, mas os movimentos para curar e para soldar que usou em outros também podem ser usados neles. Faça, simplesmente, movimentos do tamanho adequado à área em que está trabalhando e, quando terminar, embale o pé ou a mão por um momento em suas Mãos de Luz. Costelas, quadris, pélvis... até mesmo a coluna pode ser trabalhada dessa maneira. Os estágios de cura vão lhe mostrar variações sobre esse tema.

Mas, por favor, *ouça suas Mãos de Luz* e deixe-as trabalhar. Em outro nível, saberão o que fazer e quando fazer. Nessas curas, você ensina seu cérebro terreno e sua mente espiritual a trabalharem juntos. É por isso que estamos entrando em tantos detalhes. Um controla o outro.

Hora de praticar

Ponha suas Mãos de Luz em torno do pulso... é isso mesmo... *dentro dele*. Esse é um trabalho interno. Sinta os músculos e os tendões. Flexione o punho e veja o seu movimento. Envie uma Luz quentinha, só para ver qual é a sensação. Agora coloque uma bandagem de luz... uma leve bandagem de Luz... em torno do pulso, pelo lado de dentro, e flexione o punho. Perceba como os músculos estão fortalecidos e o movimento está só um pouco limitado... não o suficiente para incomodar, mas só um pouco, para que você não faça esses músculos trabalharem demais.

Agora, deixe que a bandagem de Luz se dissipe. Como se faz isso? No momento em que você pensa, isso é feito automaticamente. Faça suas Mãos de Luz voltarem para o etérico e ponha uma bandagem de Luz mais pesada em torno da parte externa do punho. Às vezes, ao trabalhar com um paciente, você precisa pôr essa bandagem porque talvez não tenha tempo de ir até o interior ou porque talvez ele precise de um apoio extra. Deixe essa bandagem se desmanchar. A Luz penetra, você sabe, e proporciona uma cura adicional.

Tudo bem. Faça a mesma coisa com o polegar e com o tornozelo (se for muito difícil se dobrar para trabalhar o tornozelo, esqueça). Não estou tentando transformar agentes de cura em contorcionistas.

Vá para o maxilar. Isso mesmo... para a articulação do maxilar. Às vezes ela sai do lugar. Geralmente ela volta, mas os músculos ficam enfraquecidos se isso acontece muitas vezes... e uma vez só pode ser o suficiente para provocar uma distensão. Por isso, coloque suas Mãos de Luz nesse ponto e sinta-as fortalecendo e reforçando os músculos do maxilar.

Você consegue colocar uma bandagem em volta dos músculos? É claro que consegue, e não precisa colocá-la em volta da cabeça, como se estivesse trabalhando com uma bandagem física. Pode reforçar só os músculos com a Luz. Veja como é fácil!

Você pode trabalhar no joelho... até mesmo no cotovelo, apesar de ser um pouco mais difícil alcançá-lo com as mãos físicas. Quando estiver trabalhando no próprio cotovelo, talvez precise visualizar quase tudo.

Quando terminar, vá em frente: trabalhe com um parceiro, se tiver alguém disponível. Se não, tudo bem. Já aprendeu o toque e a técnica, que estarão disponíveis como instrumentos de cura sempre que você precisar.

Torções

Quantas vezes lhe aconteceu de achar que tinha quebrado um osso e depois ficar sabendo pelo médico que era *só uma torção?* Uma torção pode provocar inchaço e muita dor. Quando lhe acontecer isso, nunca pense que é *apenas* uma torção, mas trate-a com grande cuidado e consideração, como se o osso estivesse, de fato, quebrado.

Uma torção no punho, no tornozelo ou em qualquer outro lugar, provoca vários traumatismos no pobre Corpo. O dicionário define torção como uma violenta distensão de músculos e ligamentos, mas isso não é nem o começo. Uma torção geralmente ocorre quando se exige demais do tecido conjuntivo que mantém as articulações na posição correta. Você pode pisar no meio-fio e "torcer o tornozelo". Os ligamentos e/ou músculos são, então, sujeitos a uma distensão súbita e muito mais forte do que o normal.

Por exemplo: a torção no tornozelo pode ter sido leve ou grave o bastante para romper os ligamentos ou músculos. Mas, seja qual for a gravidade da torção, ela deve ser tratada com muito cuidado, e quanto mais cedo melhor.

Quando estiver trabalhando numa torção, envolva a parte lesada com as mãos, *deixando-as ficar no etérico*. Pode apoiar o tornozelo, o pulso, ou seja que parte for, num travesseiro ou até mesmo sobre o joelho. Você sabe como fazer suas Mãos de Luz envolverem totalmente a parte do corpo que estiver trabalhando.

Antes de movimentar a parte traumatizada, certifique-se de que não vai machucá-la ainda mais. Isso pode acontecer quando se trata de uma fratura e não de uma torção. Se presenciar um acidente, provavelmente vai se ajoelhar ao lado da pessoa e começar a trabalhar, ou, se a lesão for menos grave, vai ajudar a vítima a se sentar e só então começará a trabalhar. Mas, na maioria das vezes, seu paciente já aparece usando uma bandagem elástica ou algum tipo de atadura. Está tudo bem. Provavelmente, você vai conseguir apressar bastante a cura e diminuir a dor.

No corpo etérico, envolva a parte machucada em suas mãos. Sinta-a. Depois faça suas Mãos de Luz deslizarem suavemente para dentro do corpo. Se estiver trabalhando numa pessoa não muito grande, como uma criança ou uma mulher de ossatura pequena, ou se estiver trabalhando num polegar ou num punho, pode usar só uma das mãos.

A partir do etérico, faça um exame completo, mas suave, da área machucada. Isso serve, em parte, para ter a certeza de que o osso não foi danificado e, em parte, para descobrir a gravidade da torção nos músculos e ligamentos.

Coloque as Mãos de Luz, uma de cada lado da parte machucada. Se estiver trabalhando com apenas uma das mãos, coloque o polegar de um lado dos tecidos que foram distendidos e um dedo, ou dedos, do outro lado. Envie Luz que cura para essa área. Talvez suas mãos fiquem muito quentes. Alguns, ao contrário, sentem que as mãos ficam frias. Não importa. Isso é simplesmente uma reação individual às vibrações da cura.

Envolva com mais Luz todas as fibras do músculo ou o tendão distendido. Se estiver trabalhando apenas com uma das mãos, talvez agora sinta necessidade de inserir a outra mão. Você pode fazer esse movimento mesmo num espaço muito pequeno. Você já sabe que suas Mãos de Luz se acomodam a qualquer espaço. Mesmo se achar que é mais confortável trabalhar com apenas uma das mãos porque a área é pequena ou apertada, esse trabalho requer a ação de ambas as mãos.

Suas Mãos de Luz vão envolver o corpo etérico em torno da parte machucada, deixando um pequeno espaço entre elas. Agora, bem devagar e com muita delicadeza, aproxime as Mãos de Luz, juntando as fibras para diminuir a distensão. Para ter uma idéia, pense num pedaço de elástico que foi puxado demais. Suponha que possa passar os dedos pelo elástico e restituir-lhe a forma. Compreende? Isso é difícil de explicar, mas, quando fizer, vai entender o que estou dizendo. Pratique em você mesmo, tenha ou não uma torção. Quando sentir os músculos e tendões ficarem mais rijos, você vai entender.

Agora envie mais Luz para toda a área. Depois, envolva-a numa bandagem de Luz... dê várias voltas com a bandagem... como se estivesse envolvendo uma área machucada com uma bandagem elástica. A própria Luz vai fazer os tecidos ficarem fortes outra vez e, geralmente, em pouco tempo.

Tire as mãos quando terminar. Deixe-as descansando no etérico, sobre a área machucada, e espere que as energias do corpo etérico ajustem as vibrações necessárias. Envie mais Luz e acalme o paciente se for necessário. É só isso!

Enquanto estiver trabalhando, suas Mãos de Luz podem lhe dizer muitas coisas. Se a área estiver muito quente, envie um pouco de Luz fria... além da Luz quente e calmante que sugeri no início da seção. Você vai, naturalmente, aliviar a dor. Isso é automático. A fraqueza pode ser tão grande na parte machucada que talvez você sinta necessidade de colocar uma atadura de Luz, em vez de uma simples bandagem. Uma atadura é apenas Luz mais forte, menos flexível... apesar de ser sempre um pouco flexível, para não causar malestar. Ao colocar bandagens, ataduras e até mesmo um "molde" de Luz, não provoque a sensação de peso e restrição que geralmente sentimos como contrapartida física desse tipo de apoio.

Se não for uma situação de emergência, talvez você ache bom fazer primeiro um Kolaimni básico no corpo inteiro. Se achar melhor, faça o Kolaimni depois de ter trabalhado a área afetada. Mas se o paciente não quiser um Kolaimni ou houver alguma razão qualquer para você não fazer uma cura básica, está tudo bem. Faça um Kolaimni a distância mais tarde... com a permissão do paciente, é claro.

Dor nas costas

Dor nas costas é, provavelmente, um dos problemas mais comuns que você vai ter que tratar. Um número cada vez maior de pessoas sofre de dor nas costas e, freqüentemente, as pessoas que vêm pedir sua ajuda dizem que os médicos foram incapazes de descobrir o que há de errado com elas. Algumas dessas pessoas têm dor há anos e muitas se tornaram deprimidas ou frustradas. Muitas delas são incapazes de trabalhar ou de levar uma vida normal. Freqüentemente, vêm procurá-lo com uma atitude de "*Nada funcionou. Não custa experimentar isto*".

Por que as dores nas costas são tão persistentes e difíceis de curar? Freqüentemente, porque são "dores escolhidas". Você sabe que planejamos nossas vidas antes de nascer e, muitas vezes, alguém escolhe ter dor nas costas por alguma razão especial. Chamamos essa dor de *dor kármica*. Isso não significa que a pessoa está sendo punida por ter machucado as costas de alguém numa vida anterior. O karma não funciona assim. É um equilíbrio, não um castigo... sempre. Podemos criá-lo como teste, para ver como vamos nos comportar numa determinada situação.

Por exemplo, se alguém foi inválido numa vida anterior e por isso era amargurado, lamuriento e inútil, pode ter escolhido esse tipo de sofrimento para ver se vai se comportar melhor desta vez. Geralmente, a situação é um pouco modificada, de forma que o paciente não seja um inválido total, mas seja capaz de lidar com a dor e levar uma vida construtiva. Esse é um exemplo simples, e há tantas variações quanto o número de pessoas reencarnadas... Por isso, peço que *não faça julgamentos*. Você pode explicar este tipo de motivo para a dor nas costas se a pessoa estiver aberta para essas explicações, e se deixar claro que ela não está sendo punida. No entanto, tenha cuidado ao falar sobre a vida de outra pessoa. Deixe-se guiar pela Luz... pelo Grande Espírito... por Deus. *Saiba também que o karma não é a única razão para a dor persistente e indefinível nas costas.*

Nosso corpo gosta muito de criar metáforas. Usa as metáforas para nos transmitir mensagens. Uma pessoa com dor nas costas talvez ache que a vida é um peso, ou que está carregando uma carga pesada demais. Ela pode se sentir esmagada pelo sofrimento, tanto mental quanto físico. Pense em outras metáforas e descobrirá outras razões. Muitas vezes, só de falar com o paciente por alguns minutos, essa razão aparecerá claramente para você. Ela pode estar completamente oculta da pessoa que tem dor nas costas. Se você tentar lhe explicar essa razão, ela pode até mesmo rejeitar a idéia. Muitas pessoas acham difícil acreditar que a mente pode ter tanta influência sobre o corpo. Não tente convencê-las. Além de não adiantar, faria elas se sentirem ainda mais miseráveis. Mas sugiro que ao trabalhar com elas faça a cura Emocional ou Coração/Garganta. Talvez precise repeti-las todas as vezes que a pessoa o procurar, e talvez precise completar essas curas com curas a distância nos intervalos.

Se a pessoa estiver aberta para a visualização, tente fazê-la visualizar. Pode lhe dizer para se imaginar puxando um carrinho de pedras, numa colina inclinada, encosta acima. Faça-a parar e tirar algumas das pedras, para continuar subindo com o carrinho mais leve. Depois, faça-a parar outra vez e tirar mais pedras. Você pode parar e descarregar quantas vezes forem necessárias para esvaziar o carrinho. Finalmente, pode lhe dizer para largar o carrinho e seguir o caminho sem carga alguma. Mas uma pessoa que se orienta pelo dever... ou alguém fortemente apegado aos seus fardos... provavelmente vai ser incapaz de visualizar essa situação, ou vai se recusar a fazê-lo. Vai precisar do carrinho, mesmo que ele seja leve. Às vezes, faço pessoas assim puxarem um carrinho feito de Luz. Se não consigo fazê-las descarregar as pedras, faço-as visualizar as pedras se transformando, gradualmente, em pedras preciosas... mas como muitas vezes as pessoas sentem que precisam levar alguma carga, então resta apenas tornar leve essa carga, transformando-a numa carga de Luz. Use a visualização sempre que ela for um instrumento de cura apropriado. Não é preciso visualizar sempre um carrinho de pedras, pois há muitos tipos de visualização. Você vai saber que tipo usar. Não são *apenas* suas Mãos de Luz que lhe dizem o que fazer.

Outra causa para a dor nas costas pode ser a elevação da Kundalini. Isso está acontecendo cada vez mais nestes "Dias de Iluminação", quando todas as vibrações estão se elevando. Há muitos livros sobre Kundalini. Edgar Cayce, por exemplo, canalizou algumas informações excelentes. Se estiver interessado, sugiro que leia mais sobre isso. Nem sempre a Kundalini provoca dor ao se elevar, mas isso pode acontecer. Tudo o que podemos fazer é enviar Luz que cura para a coluna e aliviar a dor. É bom você aconselhar o paciente a rezar, a meditar e, uma ou duas vezes por dia, a tomar banho com água salgada. A Prece e a Meditação fazem com que todas as vibrações da pessoa se elevem e fiquem equilibradas com o "Fogo da Terra", como a energia Kundalini às vezes é conhecida. Um banho de água salgada ajuda também a corrigir e a modificar quaisquer vibrações de dor ou desconforto.

Há outras razões psíquicas para a dor na coluna e áreas adjacentes, mas nós analisamos as que você tem mais probabilidades de encontrar. Essas técnicas simples vão, provavelmente, dar conta da maioria dos problemas mentais/espirituais/emocionais com que você vai deparar.

Agora, o que fazer com a dor física nas costas (não importa a sua causa)? Se você já teve uma dor forte nas costas, talvez tenha sentido que suas costas eram um grande nervo e, de certa forma, isso é verdade. Os ossos da coluna envolvem a medula espinhal, que é como um supernervo que leva mensagens até o cérebro. Não vamos tratar, neste livro, de cura para lesões ou dores na medula espinhal. No entanto, é fácil compreender que, se acontece alguma coisa com a coluna, ou com os discos ou músculos que seguram a coluna no lugar, os impulsos de dor correm a dizer ao cérebro que há algo errado. Se houve algum dano na própria medula, você certamente vai querer cortar "as linhas telegráficas".

Trataremos aqui da dor nas costas comum, apesar de não existir "dor nas costas comum". Certamente, não é "comum" para a pessoa que sofre com a dor.

Quando tratamos da dor na coluna, nos músculos e tendões à sua volta, é melhor começar com um Kolaimni básico. O paciente precisa estar relaxado, sem músculos tensos repuxando a espinha. Às vezes, você consegue fazer um trabalho extra na coluna ao fazer um Kolaimni básico. Em outras ocasiões, é melhor terminar o Kolaimni e, então, cuidar da dor nas costas.

Comece na base da espinha... sempre. Faça suas Mãos de Luz deslizarem para dentro, e sinta não apenas o osso e o tecido muscular em volta dele, mas também as *vibrações*. Quando chegar à área com problema, provavelmente vai sentir calor ou talvez uma onda de calor. Como sabe, pode ser frio. Se não sentir sensação alguma, as vibrações, a visão interior, *alguma coisa...* lhe dirá *qual* é o lugar que deve trabalhar. Se não conseguir encontrar um ponto especial, pergunte simplesmente onde dói. Mas esteja atento: o lugar que dói nem sempre é o lugar onde está a causa do problema. Muitas vezes você percebe que uma perna é mais curta que a outra e que, portanto, as costas inteiras estão fora de alinhamento. Outras vezes você vai detectar músculos inflamados, nervos pinçados na área dos quadris ou alguma outra coisa, que é a verdadeira causa do problema.

Em qualquer caso, passe suas Mãos de Luz pela espinha toda antes de começar realmente a trabalhar. Depois, explore também os músculos da região pélvica e dos quadris. A essa altura, você pode ter localizado a área que precisa ser trabalhada, mas, se não conseguiu, *não se preocupe.* Lembre-se: muitas dores nas costas têm razões que não são físicas. Trabalhe a espinha inteira e a área adjacente.

Curve suas Mãos de Luz em torno da base da coluna e deixe a Luz fluir dos dois lados. Passe as mãos *em toda a volta* da coluna. Quando estiver trabalhando dentro do corpo, é fácil fazer isso.

A base das costas é uma região na qual muitas pessoas sentem dor. Em parte, é porque a Kundalini está lá. Ela ocupa mais ou menos o mesmo espaço que o chakra da raiz. Não vou fazer uma dissertação sobre dimensões ou sobre como duas "*usinas de força*" podem ocupar o mesmo espaço. Talvez você já conheça o assunto. Se não, *não se preocupe...* não é de extrema importância agora.

Você pode, no entanto, sentir necessidade de abrir o chakra da raiz e enviar um pouco de Luz para dentro dele. Não se demore muito nesse ponto e envie Luz fria e branca. Só o fato de abrir o chakra pode trazer algum alívio, pois grandes ondas de energia passam por ele e podem se acumular, provocando dor e outros problemas.

Trabalhe bastante a coluna e os músculos que a apóiam, fortalecendo-os com Luz... e vá subindo. As vértebras são unidas por fortes ligamentos. Examine os ligamentos para ver se não estão distendidos. Se for esse o caso, fortaleça-os com Luz. Entre as vértebras ficam os discos. São como rosquinhas com recheio de geléia. Talvez você já tenha sentido esses discos com suas mãos de Luz. Às vezes, principalmente em pessoas mais velhas, eles podem estar um pouco achatados. Geralmente, isso é chamado de deslocamento de disco, apesar de o termo não ser correto: o disco não se deslocou do lugar... só dá a impressão de ter se deslocado. Às vezes, seu paciente recebeu um diagnóstico de prolapso de disco, que é realmente o termo correto. No caso de qualquer dor nas costas, uma radiografia é sempre aconselhável. Às vezes, um prolapso de disco pode provocar um trauma na medula espinhal, e algumas pessoas espartanas tendem a andar por aí "sorrindo e agüentando" a dor. Se fizer isso, talvez não continue andando por aí por muito mais tempo... e consiga uma bela cadeira de rodas.

Mas estou fugindo do assunto. O que estou querendo dizer é: não ignore a dor. Se um paciente o procurar com forte dor nas costas e disser que nunca foi ao médico, sugira a ele que o faça. Seja qual for o resultado de uma radiografia, isso vai facilitar as coisas para ele. Sendo as pessoas como são, precisam de uma comprovação do seu problema. Muito bem: vamos prosseguir com a cura.

Se as suas Mãos de Luz descobrirem um disco achatado ou um disco que tenha um pequeno vazamento do seu recheio gelatinoso, atenção: o vazamento do líquido não é como o vazamento de uma torneira de cozinha. É um vazamento mínimo e lento. Use seus dedos para vedar o disco inteiro, como se o pintasse de Luz. Isso veda e fortalece a superfície. Entre nele e deixe que a Luz regeneradora flua com suavidade da ponta de seus dedos.

Como vai conseguir essas diferentes qualidades de Luz? *Suas mãos vão fornecer exatamente o que você precisa e na quantidade que precisa!* Mas ajuda muito pensar nisso com a nossa mente cognitiva. Assim, aprendemos a controlar e a explorar conscientemente nossos poderes e capacidades.

Quando encher o disco, da maneira que descrevi, ele vai ficar estufadinho outra vez... como um travesseirinho. Isso deve ser feito especialmente com pessoas cujo corpo já suportou muitos anos de cansaço.

Quando terminar, vá subindo pela espinha, curvando as mãos em torno dela como descrevi. Quando chegar ao cérebro básico, pare um pouco e envie muita Luz para dentro dele.

Depois, comece novamente pela base, subindo pela espinha toda. É bom passar uma das mãos por vez, do cérebro básico à base das costas, para que a conexão com o corpo etérico não se interrompa.

É hora de procurar deslocamentos ou fraturas. É bem possível que você encontre trincas, cicatrizes e distorções nos ossos, no lugar de antigas fraturas. Uma fratura do cóccix é muito comum e muito dolorosa. Cure e endireite o osso usando suas Mãos de Luz. Suba pelas vértebras curando todas as que precisarem de atenção.

Depois de trabalhar a espinha várias vezes, talvez você observe que ela está curvada, torta, ou que, de alguma forma, "não está reta", como deveria estar. Todas as espinhas são curvas para seguir o contorno do corpo, mas às vezes estão fora de alinhamento. Você vai aprender a distinguir uma espinha naturalmente curvada de uma espinha que, de alguma forma, está fora de alinhamento.

Coloque uma das Mãos de Luz de cada lado da espinha, no ponto em que está fora do lugar, e alinhe-a suavemente. Suas Mãos de Luz devem estar exatamente na mesma posição em que estariam suas mãos físicas, se você estivesse manipulando a coluna e pressionando-a para fazê-la voltar ao lugar. Suas mãos estarão irradiando Luz relaxante para os músculos adjacentes para que eles não dificultem o trabalho. Não puxe nem empurre. Seja muito delicado. Provavelmente você vai ter que fazer várias vezes esse movimento, até a coluna ficar no lugar.

Depois, envie Luz especial para o interior dos músculos para fortalecê-los, de forma que possam segurar a coluna no lugar. Mas, só para ter certeza que eles conseguem... e para diminuir a dor e a pressão... ponha uma bandagem de Luz em torno das costas. Faça isso colocando uma das mãos de cada lado das costas, e depois juntando-as. Elas passam uma pela outra num movimento de embrulhar, como se você estivesse aplicando uma bandagem de Luz elástica. Faça isso várias vezes, até sentir que a bandagem está segura.

Quando terminar, vá subindo outra vez com a mão, ou mãos, pela espinha, verificando se foi feito tudo o que era necessário. Envie a Luz que cura e alivia a dor para toda a área da espinha enquanto fizer isso. Muitas vezes, quando o paciente parece ter uma fraqueza especial nessa parte da sua anatomia, ou se tem esse problema por muito tempo, ponho também um pequeno "molde" tubular de Luz em volta da espinha inteira. Visualize esse "molde" como visualizou a bandagem, só que o molde deve ser tubular e flexível. Ele dá força para a espinha e um apoio firme, reconfortante. Ele também oferece proteção contra futuros traumas.

Quando tiver terminado tudo isso, retire suas Mãos de Luz do corpo e deixe-as repousar no corpo etérico, permitindo que ele ajuste todas as vibrações do corpo, especialmente na área onde você esteve trabalhando.

Suba as Mãos de Luz pela espinha mais uma vez, enquanto continua a ativar a energia etérica. Mais uma vez, dê especial atenção ao cérebro básico.

Agora, pela última vez, coloque as mãos no corpo etérico. Começando no chakra da raiz e retornando ao cérebro básico, envie para a área da espinha vibrações que aliviam a dor. Se há alguma área específica que exija mais atenção, envie muita Luz que alivia a dor... vibrações de alívio da dor.

Termine qualquer Kolaimni com uma bênção. Lembre-se: uma das mãos sobre o corpo do paciente, com a palma para baixo, e a outra erguida para receber Luz do Eu Espiritual do paciente e do seu Eu Superior.

Agora a cura terminou. Faça o paciente descansar o máximo possível enquanto você faz a limpeza. Então, ele pode seguir seu caminho.

Talvez ele volte várias vezes para fazer a cura, porque é muito difícil encontrar alívio para a dor. Depois de ter trabalhado com um paciente uma vez ou duas, pode não ser mais necessário fazer a cura completa. Geralmente, é suficiente trabalhar a área atingida, ou qualquer outra área que pareça precisar de suas Mãos de Luz. Essa cura pode também ser feita a distância e, naturalmente, você pode trabalhar em você mesmo.

A técnica que expus é muito detalhada, e a cura leva algum tempo. Se o seu paciente não tiver tempo para isso, ou se alguém der um mau jeito nas costas no trabalho ou em algum outro lugar onde você não possa fazer uma cura detalhada, então apenas coloque as Mãos de Luz sobre o lugar dolorido para uma cura localizada. Penetre com uma Luz focalizada, que cura. Endireite e fortaleça o melhor que puder. Depois, na primeira oportunidade, trabalhe com o paciente, em pessoa ou a distância.

Não fique apreensivo ao usar os métodos Kolaimni avançados. Se ouvir suas mãos, vai descobrir que elas sabem seguir as orientações do Kolaimni e podem checar os movimentos que aprendeu aqui. Talvez usem a Luz de outras maneiras ou com certos movimentos que não descrevi. Lembre-se: não use movimentos rápidos e não pense que mais é melhor. O fluxo de energia gerado pelo Kolaimni é real e poderoso, e pode gerar mal-estar assim como cura num organismo. As instruções detalhadas que aprendemos aqui são como um mapa rodoviário para seguirmos quando unirmos o nosso cérebro cognitivo com o nosso eu espiritual.

Como proceder no caso de ossos quebrados, torções, dores nas costas

Quando não se trata de uma situação de emergência, talvez seja bom fazer primeiro um Kolaimni básico. Se a situação é mais urgente, talvez você precise primeiro tratar o problema, e depois fazer um Kolaimni completo. Mas não se preocupe! Suas Mãos de Luz saberão o que fazer e farão o que é necessário com agilidade e eficácia.

Ossos quebrados

1. Ponha suas Mãos de Luz no corpo etérico, sobre o local da lesão, e envie Luz para essa área.

2. Faça suas Mãos de Luz deslizarem lentamente para dentro do corpo até pegar o osso quebrado. Deixe que a Luz de suas mãos encha o osso.

3. Curve seus Dedos de Luz em torno do osso e, com suavidade e firmeza, faça-os deslizar para a frente e para trás, pondo o osso no lugar com um movimento de amarrar... ou de "curar e soldar".

4. Ainda envolvendo o osso, mova a mão em torno dele, num lento movimento de balanço. Isso ajuda a soldar o osso e alivia o inchaço e a inflamação.

5. Movimente seus Dedos de Luz para a frente e para trás... para cima e para baixo... sobre e fratura... sempre acalmando e fortalecendo o osso. Não dê atenção apenas ao osso, mas também aos músculos em volta dele.

6. Se a área estiver quente, envie para dentro dela um pouco de Luz fria... e então, transforme-a gradualmente em Luz quente, que cura e acalma toda a área.
7. Envolva o osso numa bandagem de Luz várias vezes... como se o estivesse pintando com Luz: essa Luz fica do lado de fora, mas também penetra no interior do osso. Se achar que ele precisa de mais apoio, envolva-o numa atadura de Luz usando a mesma técnica.
8. Quando terminar, retire suas Mãos de Luz do corpo e deixe-as repousar no corpo etérico para ajustar as vibrações.

Uma fratura pode ocorrer em qualquer lugar. Assim, você deve fazer estas pequenas adaptações em sua cura:

Joelho: enquanto envia Luz para dentro dele, faça também um movimento de balanço com as mãos.

Cotovelos: faça um leve movimento de balanço e depois envolva o cotovelo em suas Mãos de Luz por alguns momentos.

Torções

1. Ponha as Mãos de Luz em concha no corpo etérico, sobre a área afetada.
2. Deixe suas Mãos de Luz deslizarem cuidadosamente para dentro do corpo e faça um exame completo e suave em toda a área atingida, para ter certeza de que o coração não foi prejudicado e também para descobrir a gravidade da torção nos músculos e/ou ligamentos.
3. Coloque uma das Mãos de Luz de cada lado da área afetada e envie Luz que cura para dentro dela. Você pode sentir calor ou frio nas mãos, como reação às vibrações que curam.
4. Agora, envolva as fibras dos músculos ou os tendões distendidos com mais Luz. Se estiver trabalhando com uma só mão, talvez sinta necessidade de inserir a outra.
5. Envolva a área atingida com suas Mãos de Luz. Deve ficar um pequeno espaço entre elas. Aproxime as Mãos de Luz lentamente,

juntando as fibras para que não fiquem mais deformadas e distendidas.

6. Enquanto trabalha, se a área estiver quente, envie para dentro dela um pouco de Luz refrescante... e depois Luz quente, calmante.

7. Envie mais Luz para toda a área e depois envolva-a numa bandagem de Luz para dar apoio. Enrole muitas vezes... como se estivesse enrolando a parte atingida numa bandagem elástica física. Isso vai fortalecer a área com Luz. Se sentir fraqueza na área, talvez seja bom colocar uma atadura de Luz para dar ainda mais apoio.

8. Quando terminar, remova suas mãos e deixe-as repousar no corpo etérico sobre a parte lesada para ajustar as vibrações. Envie mais Luz para essa área.

Problemas nas costas

1. Para este tipo de problema, é melhor começar com uma cura básica Kolaimni para que o paciente fique relaxado. Você pode incluir esses estágios na cura básica Kolaimni ou pode primeiro terminar o Kolaimni e depois iniciar esse trabalho especial para as costas.

2. Comece na base da espinha. Deslize suas Mãos de Luz para dentro e sinta os ossos, os músculos e as vibrações da área. Vá subindo as Mãos de Luz ao longo de toda a espinha. Explore também os músculos, a pélvis e a região dos quadris. Geralmente, alguma coisa vai indicar onde você deve trabalhar. Pergunte onde dói. A fonte da dor pode não coincidir com a localização da dor.

3. Comece curvando as mãos em torno da base da espinha e deixe a Luz fluir para dentro, por ambos os lados. Talvez você sinta necessidade de abrir o chakra da raiz e enviar para dentro dele um pouco de Luz branca e fria. Não se demore muito no chakra e feche-o quando terminar.

4. Enquanto vai subindo pela coluna, fortaleça com Luz a espinha e os músculos que a apóiam. Se os ligamentos que unem as vértebras estiverem distendidos, fortaleça-os também com Luz.

5. Use seus Dedos de Luz para sentir o interior das vértebras. Se encontrar um disco "achatado", ou prolapso de disco, use os dedos para vedar e fortalecer a parte de fora do disco, como se estivesse pintando com Luz. Então, com muita delicadeza, entre no disco e deixe a Luz fluir da ponta dos dedos, enchendo a parte de dentro e regenerando o disco. Você vai perceber que ele não está mais "chato".

6. Retire seus dedos do disco e vá subindo pela espinha. Curve a mão em torno da coluna enquanto sobe.

7. Detenha-se no cérebro básico e encha-o de Luz.

8. Começando no cóccix, trabalhe outra vez a espinha. *Movimente uma das mãos por vez, do cérebro básico ao cóccix, para que a conexão com o etérico não se interrompa.* Dessa vez, enquanto trabalha a espinha, suas mãos devem procurar deslocamentos e fraturas. Use as Mãos de Luz que curam para corrigir qualquer problema que encontrar.

9. Se descobrir que a coluna está desalinhada, coloque suas Mãos de Luz de ambos os lados e, com delicadeza, faça com que ela volte para o lugar. Seja muito delicado. Talvez você precise fazer isso várias vezes, mas suas mãos estarão irradiando uma Luz relaxante muito especial para os músculos adjacentes, para que eles não sejam um obstáculo ao seu trabalho. Depois que a espinha estiver alinhada, envie Luz para os músculos para fortalecê-los, para que segurem tudo no lugar.

10. Para aliviar a dor e a pressão e ajudar os músculos, envolva as costas numa bandagem de Luz. Faça isso colocando uma das mãos de cada lado das costas e aproximando-as, até que se cruzem num movimento de embrulhar. Faça isso várias vezes, até sentir que a bandagem está firme.

11. Quando terminar, vá subindo as mãos pela espinha mais uma vez, para se certificar de que tudo foi feito. Envie para dentro a Luz que cura e alivia, enquanto trabalha a coluna.

12. Muitas vezes você vai sentir necessidade de colocar um "molde" tubular de Luz ao longo do comprimento inteiro da coluna, para dar um apoio firme e reconfortante. Isso é útil quando há extrema fraqueza nessa área ou quando a pessoa tem o problema há muito tempo.
13. Retire suas Mãos de Luz do corpo físico e deixe-as descansar sobre o corpo etérico. Deixe que o corpo etérico ajuste todas as vibrações no interior do corpo físico.
14. Comece novamente no cóccix e vá subindo com as mãos pelo corpo etérico, dando especial atenção ao cérebro básico.
15. Pela última vez, passe suas mãos pelo corpo etérico, do chakra da raiz até o cérebro básico, enviando para dentro a energia que alivia a dor.
16. Coloque suas mãos no corpo etérico sobre a parte afetada e inunde-a com a Luz que alivia a dor.
17. Peça uma bênção para o paciente e deixe-o descansar na Luz o máximo possível.

Sangramento

Hora de praticar — Sangramento

Vamos praticar como controlar o fluxo de sangue. Isso é útil para cortes pequenos, mas você vai precisar aprender tudo isso antes de começar a ler a seção sobre primeiros socorros.

Como sempre, comece em você mesmo. Ponha sua mão no corpo etérico, na parte interior do pulso. Provavelmente, você vai ver veias grandes nessa área, com os olhos físicos. Vá conduzindo sua Mão de Luz através da pele, penetrando no corpo, até que ela toque a própria veia. Sinta-a mover-se com o sangue que flui através dela. Esse movimento vai ser mais suave e menos pronunciado do que o de uma artéria, mas provavelmente você vai senti-lo sem dificuldade.

Agora, acompanhe as *veias* pelo braço, até o cotovelo. Vá devagar. *Sinta-as.* Por enquanto, não vamos tratar das artérias. Vamos falar delas depois. Agora, explore apenas as veias. Quando tiver explorado as veias até o cotovelo, desça outra vez até o pulso.

Você pode retirar sua Mão de Luz e deixá-la repousar no corpo etérico, enviando Luz para o interior se sentir algum desconforto... mas isso é pouco provável. Quando estiver preparado, pode fazer esse mesmo tipo de exploração com um parceiro.

Vamos trabalhar agora no controle do fluxo de sangue. Comece com o dedo indicador, pois ele freqüentemente é vítima de cortes. Estenda o indicador e contorne-o com o polegar e o dedo médio da outra mão... no corpo etérico, é claro. Deslize seus Dedos de Luz para dentro até tocarem a pele... então faça-os entrar *sob* a pele. Há muitas veiazinhas nessa área. Pode senti-las?

Bom... muito bom! Agora, envie uma Luz refrescante para dentro do seu dedo. Sinta a Luz fria sair de seus Dedos de Luz e, então, vá esfriando o dedo aos poucos, até que ele fique muito frio. O dedo inteiro vai ficar frio, e talvez até amortecido. Observe que o movimento do sangue através da veia parou. Temporariamente, você deteve o fluxo de sangue.

Alguns segundos são suficientes para essa experiência. Agora, aqueça lentamente a Luz, até chegar à temperatura do corpo... Então, faça com que ela fique ainda um pouco mais quente. Provavelmente, você vai sentir, ou até mesmo ver, o fluxo de sangue recomeçar através dessas veiazinhas.

Faça com que o calor que sai de seus dedos volte à temperatura do corpo e remova seus Dedos de Luz. No corpo etérico, envolva seu dedo com a mão e deixe que as energias do corpo etérico ajustem as vibrações, se for necessário. Agora, pratique com seu parceiro.

Vamos trabalhar com uma veia maior. Está vendo essas veias grandes nas costas das mãos? Se você é jovem e tem mãos lisas, elas não são tão visíveis, mas estão aí. Pessoas mais velhas ou pessoas magras geralmente não têm dificuldade para ver essas veias. Deixe a outra mão no corpo etérico e, lentamente, faça seu polegar e três ou quatro Dedos de Luz entrarem na mão até tocarem a veia.

Dessa vez, não vamos alterar o fluxo de sangue pelo método de resfriamento. Vamos usar a pressão. Pegue a veia entre seu polegar e os Dedos de Luz, e faça uma pressão suave... uma pressão lenta e delicada, que pára o fluxo de sangue.

Logo que sentir que o fluxo de sangue parou, relaxe imediatamente a pressão... mas bem devagar e com muita delicadeza. *Nunca mantemos pressão direta sobre uma veia ou artéria por mais de alguns segundos por vez. Se for necessário, diminuímos a pressão... e se o fluxo de sangue não parou, simplesmente aplicamos a pressão outra vez.*

Quando o fluxo de sangue estiver normalizado, tire sua mão de Luz. Fique no corpo etérico por alguns momentos para aproveitar as vibrações reconfortantes e reguladoras. É só. Agora você já pode trabalhar em seu parceiro.

Essa é apenas uma pequena aula prática, para que você se familiarize com a sensação de penetrar no corpo e controlar sangramentos com frio e/ou pressão no local onde houver um vaso sanguíneo. Como você já percebeu, trata-se de algo muito fácil de fazer. Embora, neste texto, você tenha aprendido algumas variações e detalhes, nada vai ser muito diferente do que experimentou nesses exercícios. Corrigir um corte é geralmente uma coisa muito fácil de fazer. (Prefiro, aqui, a palavra corrigir à palavra curar, porque ao trabalhar com ferimentos como esse, você está simplesmente corrigindo uma condição que infringiu levemente o funcionamento normal do corpo.)

Cortes

Nesta seção, vamos lidar apenas com cortes superficiais. Sangramentos internos e profundos serão discutidos na seção sobre acidentes sérios. Às vezes, ocorre um sangramento abundante que não quer parar imediatamente. Geralmente, no momento do corte, não há muita dor, apesar de sempre haver um certo medo. A dor pode vir mais tarde... com calor, latejos e todas as sensações desagradáveis provocadas por um acidente pequeno.

Às vezes, para parar a dor e o sangramento, basta colocar as mãos sobre o corte e deixar a Luz fluir para dentro. Em outros casos, é necessária uma intervenção maior, seja o corte em você mesmo ou em outra pessoa. Num caso assim, use imediatamente os procedimentos de primeiros socorros. Usar procedimentos físicos depois de um ferimento físico é questão de bom senso. Você está lidando com problemas do plano no qual vive agora, mas como você é também um agente da cura, suas mãos contêm e espalham Luz o tempo inteiro. Até mesmo os procedimentos comuns de primeiros socorros que você faz têm aquele *algo mais*. Você vai descobrir isso na primeira vez que tratar de um ferimento físico.

Assim, use procedimentos comuns de primeiros socorros... do tipo que você encontra com facilidade em qualquer livro. Se o sangramento não for muito intenso, deixe que sangre um pouco. Essa é a maneira de a Natureza lavar a ferida. No entanto, se o sangramento não der sinais de parar, aplique um pouco de pressão para parar o fluxo de sangue. Se tiver um pedaço de gaze, é bom aplicá-lo sobre o corte e depois aplicar pressão direta. Se não tiver gaze nem nada, limpe suas mãos com Luz e pressione com elas. (Estou falando das mãos físicas.) Use tudo o que aprendeu sobre primeiros socorros. Vai funcionar muito bem, sem dúvida. Mas isso não é *tudo* o que você vai fazer.

Enquanto presta os primeiros socorros tradicionais, envie Luz para a área afetada. Vá baixando a temperatura até que ela fique muito fria. Você já fez a experiência de esfriar a Luz, então vai saber como fazer. Se não houver tempo, suas Mãos de Luz vão baixar a temperatura para você. Apenas veja mesmo enviando Luz fria para o interior do corpo. Isso vai diminuir o sangramento. Veja a Luz limpa e fria. Ela vai limpar a área ferida e ajudar a remover poeira e partículas. Se o corte for profundo ou se entrou sujeira, coloque seus Dedos de Luz dentro dele, derreta as partículas e depois junte suavemente os tecidos, de baixo para cima. Se for um corte superficial, pode simplesmente manter as mãos sobre o corpo etérico e visualizar o corte cicatrizando... primeiro no fundo e depois na superfície. Você vai perceber que já está se formando um coágulo de sangue dentro do ferimento. Isso é ótimo... um coágulo de sangue tem muitas qualidades terapêuticas naturais. Feche o ferimento em torno do coágulo, que será reabsorvido pelos tecidos, levando nutrientes que ajudam a cura.

Use suas Mãos de Luz para verificar se não houve lesões mais profundas nos músculos ou tendões. Como afirmei no início da lição, não vou discutir aqui técnicas de cura de tecidos profundos. Mas, se encontrar alguma lesão, suas Mãos de Luz saberão o que fazer. Quando terminar, tire suas Mãos de Luz e deixe-as no corpo etérico, curando e aliviando a dor, no caso de as mensagens de dor terem permanecido nos nervos. Depois, feche a superfície com Luz. Use as pontas dos dedos para fazer isso, mas talvez você seja guiado a usar a palma ou a base da mão. Depois, lave o sangue e a sujeira da pele do paciente, de preferência com água salgada. Para um corte simples, isso em geral é suficiente. Aconselhe o paciente a não forçar, por uma meia hora, a mão, o pé, ou seja qual for a parte cortada, pois talvez as vibrações ainda estejam instáveis, fazendo com que o sangramento recomece. Se você achar difícil fechar a superfície do ferimento, use um esparadrapo, do tipo encontrado em caixas de primeiros socorros. Às vezes, o agente de cura se sente inábil ou envergonhado quando não vê uma cura instantânea nos tecidos feridos. Geralmente, a cura acontece bem diante de seus olhos mas, se não for assim, isso não significa que você é inábil ou que não tenha poder de cura suficiente. Significa apenas que, por algum motivo, era preciso um pouco mais de tempo e de atenção. Por exemplo, no caso de um furo no pé, é bom procurar um médico para olhar o ferimento e talvez aplicar uma injeção antitetânica.

Posso até ver a descrença no rosto de algumas pessoas ao lerem isso. Queridos, a cura física é parte de nossas vidas. No entanto, há coisas que a Luz fará sozinha, mesmo que o agente de cura esteja inseguro ou se sinta incapaz, ou mesmo que não consiga acreditar no que está fazendo.

A Luz sempre alivia, conforta, cura, relaxa e diminui o medo. Freqüentemente, *muito freqüentemente*, a cura é tão rápida e completa que você acha que presenciou um milagre... Mas, afinal, você vive, respira, existe num lugar de milagres... *o milagre da Luz!*

Sangramentos no nariz

Incluímos neste livro a cura para sangramentos no nariz porque são uma ocorrência muito comum, a que muitas pessoas estão sujeitas.

O nariz é ricamente irrigado de sangue, com muitas veiazinhas que podem ser rapidamente curadas. Algumas pessoas têm veias muito frágeis, que podem romper-se com facilidade. A tensão pode provocar sangramento no nariz e algumas pessoas trouxeram essa tendência às hemorragias nasais de uma experiência numa vida passada.

Não é preciso ter sido uma experiência séria para acionar essa memória supersubconsciente. Tratei uma mulher que tinha sido lutadora numa vida passada... quando vivia no corpo de um homem. Isso foi antes da invenção das luvas de boxe. E o pobre homem tinha um nariz grande, que parecia atrair os golpes do adversário. Ele lutava, naquela vida, porque precisava desesperadamente de dinheiro.

Nesta vida, descobrimos a causa das fortes hemorragias nasais da mulher quando ela percebeu que seu nariz tinha mais propensão a sangrar quando estava preocupada com as finanças da família. A vida é muito interessante... especialmente quando você começa a procurar causas e efeitos. Mas estou fugindo do assunto!

Se tiver um sangramento no nariz, sente-se bem ereto, com a cabeça levemente inclinada para a frente. Para que o sangue não escorra no seu colo, use uma das mãos para apertar o nariz enquanto a outra trabalha com a Luz. A mão que segura o nariz faz uma pressão física que ajuda a diminuir o sangramento no plano físico. Isso ajuda? Bom, é como tomar caldo de galinha quando se está resfriado: "Mal não faz!" E, na verdade, ajuda.

Naturalmente, você vai respirar pela boca. Faça com que sua respiração fique calma e rítmica. *Inspire cura... expire tensão... inspire cura... expire tensão.* Depois de ter entrado no ritmo, não vai mais precisar pensar nisso... mas subconscientemente estará repetindo "*cura para dentro... tensão para fora*".

Agora, coloque a outra mão no cérebro básico, na base do crânio. Envie Luz fria para ele, num jorro forte e contínuo. Ao mesmo tempo, use os dedos que estão segurando o nariz para enviar Luz refrescante para dentro dele. Sim, você pode fazer isso apesar de seus dedos estarem em contato com o seu nariz "de carne e osso".

Faça os Dedos de Luz entrarem no nariz enquanto os dedos físicos mantêm as narinas levemente apertadas. Os Dedos de Luz vão descobrir o local da hemorragia. Quando descobrir o lugar que está sangrando, simplesmente use a Luz para fechá-lo. Agora, você pode tirar a outra mão da nuca.

Coloque essa mão sobre a mão física que estava segurando o nariz. Envie Luz fria para dentro do nariz, enchendo a cavidade nasal. Com muita delicadeza, tire os dedos físicos do nariz. O único toque que você agora sente é o de suas Mãos de Luz.

É provável que o sangramento nasal já tenha parado. Se não, use um lenço de papel ou de pano para absorver as gotas de sangue e coloque as mãos sobre o nariz, enviando Luz bem fria para dentro dele.

Se continuar a sangrar, aperte outra vez o nariz e, com a outra mão, use seus Dedos de Luz para envolvê-lo em Luz... como se estivesse colocando uma bandagem de Luz numa torção.

Você vai sentir o nariz entupido e vontade de espirrar ou de assoá-lo. Mas contenha-se.

Quando terminar, leve a outra mão até o cérebro básico e envie Luz para dentro dele. Vai sentir toda a cabeça envolta em Luz refrescante, que cura.

Você pode parar de apertar seu pobre nariz e tente respirar por ele. No início, respire com cuidado, mas logo vai estar respirando normalmente, e é provável que tenha desaparecido qualquer vestígio de sangramento.

Isso é suficiente, mas essa cura pode ser repetida tantas vezes quantas forem necessárias. Se continuar a ter esses sangramentos, pode ser bom meditar sobre a razão de ter escolhido esse desconforto em particular. Por favor, não se preocupe com isso. Não é tão sério quanto um karma. Talvez seja uma pequena recordação de um outro lugar e de um outro tempo; só isso. A Luz vai curar o sangramento, independentemente de você lembrar do que o provoca.

Se estiver trabalhando com um paciente, siga os mesmos passos. É mais fácil trabalhar em outra pessoa do que em você mesmo porque ela pode segurar o nariz enquanto você trabalha com as duas Mãos de Luz. É bom que o paciente diga para si mesmo: "*Inspire cura... expire tensão.*" Isso ajuda a relaxar e a manter a respiração constante. A pessoa pode ter uma sensação de pânico, sentindo que não vai conseguir respirar se o nariz estiver fechado por algum motivo. Se repetir para si mesmo *Inspire cura... expire tensão*, você vai conseguir manter um ritmo constante, sem se sentir privado de ar.

Às vezes, principalmente se estiver trabalhando com uma criança, é preciso acalmá-la enquanto trabalha, pois ela pode estar muito assustada... Geralmente, para parar o sangramento do nariz de uma criança, basta colocar as duas mãos sobre o nariz e enviar Luz para dentro dele. A seguir, envie Luz para o cérebro básico. Você pode ou não aplicar pressão física... faça como for guiado a fazer.

Diga a seu paciente... adulto ou criança... para evitar assoar o nariz por algum tempo depois do sangramento parar. Quando se forma uma crosta dentro do nariz, amoleça-a mantendo sua mão ou mãos sobre o nariz e enviando Luz Líquida para dentro dele. Na verdade, sempre que seu nariz estiver seco ou áspero por dentro, isso é uma boa coisa a fazer.

Se estiver em dúvida sobre como trabalhar dentro da cavidade nasal, leia novamente a seção sobre Problemas Respiratórios (p. 175). Essa é uma cura muito simples, mas se este texto o deixou um tanto confuso, seus estágios, que são bastante sucintos, vão esclarecer tudo.

Como proceder para controlar sangramento

Cortes

1. Siga, primeiro, os procedimentos de primeiros socorros... enquanto envia Luz para a área ferida.
2. Quando enviar Luz para dentro, faça a temperatura ir ficando bem fria... Luz limpa e fria. Isso vai diminuir o sangramento e limpar a área afetada.
3. Se o corte for profundo e/ou estiver cheio de sujeira, ponha seus Dedos de Luz dentro dele. Derreta as partículas de sujeira e junte suavemente os tecidos, de baixo para cima. Se for um corte superficial, mantenha as mãos no corpo etérico e visualize o corte cicatrizando... do fundo para a superfície.
4. Use suas Mãos de Luz para verificar se há lesões mais profundas, nos músculos ou tendões. Use a Luz para corrigir qualquer problema que encontrar.
5. Quando terminar, tire as mãos e deixe-as no corpo etérico, curando e aliviando a dor.
6. Feche a superfície do corte com Luz. Provavelmente, você vai preferir fazer isso com a ponta dos dedos.
7. Lave todo o sangue e sujeira que houver na pele do paciente, de preferência com água salgada, e sugira que mantenha a parte ferida imóvel por uma meia hora.
8. Se ainda houver um sangramento superficial, é melhor usar esparadrapo para fechar o corte.

Sangramentos no nariz

1. Sente-se com as costas retas e incline levemente a cabeça para a frente.

2. Aperte fisicamente o nariz com uma das mãos enquanto a outra trabalha com a Luz.

3. Faça o paciente respirar pela boca num ritmo constante. Faça-o repetir para si mesmo "Inspire cura... expire tensão...", até entrar no ritmo.

4. Envie Luz refrescante para dentro do nariz através da mão que o aperta fisicamente, enquanto coloca a outra mão no corpo etérico, sobre o cérebro básico.

5. Ponha seus Dedos de Luz dentro do nariz para descobrir o local do sangramento e, delicadamente, use a Luz para vedar esse lugar. Tire a outra mão da nuca.

6. Coloque suas Mãos de Luz sobre a mão que segura fisicamente o nariz e, com ambas as mãos, envie Luz fria para dentro, até encher toda a cavidade nasal.

7. Tire suavemente seus dedos físicos, tocando o paciente apenas com a Mão de Luz. O sangramento já deve ter parado mas, se continuar, envie Luz fria para dentro do nariz e aperte-o de novo, se necessário.

8. Envolva o nariz com Luz. O paciente vai sentir o nariz entupido, mas peça a ele para não se assoar por algum tempo.

9. Quando terminar, coloque a mão sobre o cérebro básico e envie Luz fria para dentro dele. Logo a cabeça toda parecerá estar envolta em Luz refrescante, que cura.

10. Quando se forma uma crosta dentro do nariz, amoleça-a mantendo as duas mãos sobre a área do nariz e enviando Luz Líquida para dentro. É bom fazer isso sempre que sentir o nariz seco ou áspero.

Primeiros socorros

Acidentes graves
Envolvimento total do corpo

Esses estágios devem ser memorizados. Outras curas podem ser aprendidas na prática, mas se você estiver no local de um acidente, não poderá trabalhar com um paciente seriamente ferido... com o livro numa das mãos... enquanto contém o fluxo de sangue... elimina a dor... e acalma o choque.

Vamos trabalhar primeiro com sangramento e choque, porque esses são dois aspectos mais importantes a serem tratados quando estamos tentando manter vivo um paciente. Não entre em pânico! Já mostrei como parar sangramentos menores. Trata-se, agora, simplesmente de um sangramento mais profundo... mais grave.

Muitos agentes da cura têm medo de que o sangramento não pare apenas com os Métodos de Luz. *Ele pára*, mas até você estar completamente seguro e já ter passado por uma experiência bem-sucedida, é melhor começar aplicando um método físico comprovado.

Com as mãos físicas aplique uma pressão firme sobre o corpo carnal, diretamente sobre o corte... mas na parte mais próxima do coração. Por exemplo, se a perna estiver cortada, aplique a pressão sobre o lado mais próximo do torso. Qualquer criança que já aprendeu rudimentos de primeiros socorros sabe que uma artéria cortada é mais perigosa, pois o sangue está sendo bombeado diretamente do coração. Uma das primeiras coisas que aprendemos é que o sangue arterial é vermelho brilhante e jorra em jatos, em vez de fluir constantemente, como no caso de uma veia. A pressão deve ser aplicada diretamente sobre o corpo carnal e, se o ferimento for na mão ou no braço, no pé ou na perna, e for muito grave, pode-se usar um torniquete... mas ele *deve* ser afrouxado freqüentemente, para que a gangrena não se instale.

Até agora, tudo o que eu disse pode ser aprendido num livro de primeiros socorros... mas agora vamos tratar da técnica que você vai usar como agente de cura.

Se estiver no local de um acidente grave, diante de um paciente que está sangrando com risco de vida... posso até ouvi-lo se perguntar se deve parar para pedir "paz, pureza e obediência".

É claro que deve! Peça, mas não precisa parar. Uma parte de você vai pedir paz, pureza e obediência enquanto suas mãos trabalham... e tenho a certeza de que você fará preces à Luz que Cura, que é Mãe/Pai de todos os Agentes de Cura. Muitas pessoas a chamam de Totalidade, de Deus... e, é claro, estão certas!

A primeira coisa a fazer, antes de *mais nada*, é envolver... mergulhar... o corpo do paciente em Luz que cura. Isso deve continuar durante toda a cura. Você vai descobrir que consegue fazer duas ou três coisas ao mesmo tempo, como aplicar pressão com as mãos físicas, envolver o paciente em Luz, pedindo Paz, Pureza e Obediência, e rezar... *tudo* ao mesmo tempo. Provavelmente, você vai fazer o tempo ficar mais lento, mas não precisa pensar nisso... você o fará automaticamente!

Agora, enquanto uma das mãos aplica pressão, ou aperta um torniquete (nunca use um torniquete, a não ser que seja um caso extremo)... coloque a outra mão no corpo etérico sobre o ferimento. Veja a Luz fluir da palma de sua mão e de seus dedos para o corte na superfície e sob a superfície... selando os vasos rompidos na área mais imediata. A Luz faz uma espécie de cauterização que queima as veias ou artérias para fechá-las. Só que, nesse caso, não há dor nem destruição de tecidos. Haverá apenas uma contração das veias ou artérias, assim como uma contração dos vasos sangüíneos menores. Seu recebedor não vai sentir dor... só um formigamento frio. (Esta é a cura que você usa também em cortes superficiais.)

Se o paciente estiver assustado, e talvez esteja *muito* assustado, fale com ele num tom que tranqüilize. Mesmo que ele pareça estar inconsciente, fale com ele e diga o que está fazendo. Diga coisas como: "*Estou fechando sua veia (ou artéria)... Ela está fechada... e os vasos estão se contraindo.*" Continue falando até o próximo estágio. Diga que a hemorragia está diminuindo e parando. Não é preciso se demorar nessa parte e não fique desanimado se a hemorragia não diminuir imediatamente. Às vezes, principalmente ao trabalhar com um paciente receptivo, que o ajuda reagindo de maneira consciente ou subconsciente, ela diminui logo, mas não conte com isso. Você precisa passar depressa para o estágio seguinte.

Se ainda estiver aplicando pressão com uma das mãos, vá imediatamente para o coração. Ponha sua Mão de Luz dentro do corpo até tocar o coração e faça movimentos rítmicos firmes e suaves, *tornando o batimento mais lento*. Talvez sinta o pobre coração assustado saltando como um cavalo fugido... e é provável que sinta um frio muito intenso... como se tivesse gelo na mão. O frio da Luz vai contribuir para que o batimento fique mais lento, quase como se você tivesse mergulhado o corpo do paciente em água fria, mas sem o choque que isso provocaria. Na verdade, você está usando uma espécie de super-hipotermia. Aliás, a maior parte do seu trabalho consistirá em esfriar o corpo e diminuir os seus reflexos para a dor, assim como o fluxo de sangue. Ao mesmo tempo, você está mantendo o paciente aquecido e impedindo que entre em choque.

Enquanto estiver trabalhando no coração, pode ser bom continuar falando com o paciente a fim de acalmá-lo. Você vai saber instintivamente se é melhor falar ou ficar em silêncio. O paciente pode estar sentindo coisas estranhas, ou sentindo frio... e isso também pode assustá-lo. Não se preocupe: você vai aquecê-lo logo.

Muito bem. Você já deixou o batimento cardíaco mais lento. Ao todo, trabalhou no paciente durante menos de um minuto... (*Tornar o tempo mais lento faz muita diferença numa crise. Se ainda não aprendeu como fazer isso... não se preocupe... Pode estar certo de que os Seres da Luz estarão à sua volta, ajudando!*)

Agora, volte ao local do ferimento. Verifique os vasos sangüíneos e, se necessário, contraia-os ainda mais. A essa altura, o fluxo de sangue deve ter diminuído consideravelmente. Se não, não entre em pânico. Simplesmente, erga o membro ferido, pedindo a outra pessoa que o segure ou apoiando-o em alguma coisa, se possível. Se o corte não for num membro, ou se houver alguma outra razão para não erguer a parte ferida, não se preocupe.

Continue falando com o paciente, se achar que isso não interfere na sua concentração. Acalmar o paciente no início é importante... assim como dizer o que vai fazer nos vários estágios... Mas, por favor, não fique tagarelando como um papagaio nervoso e nem se force a falar só porque acha que o paciente pode morrer se você ficar calado.

Vamos agora ao estágio seguinte: impedir ou superar o choque. Estou falando principalmente em choque físico. Suas palavras e sua presença calmante ajudarão o paciente e evitarão que ele entre em choque emocional.

Se possível, a primeira coisa a ser feita é erguer os pés do paciente e cobri-los com um cobertor. Esses também são procedimentos-padrão do livro de primeiros socorros. Se não for possível, *não se preocupe!* Visualize apenas a Luz em volta dos pés ficando levemente tingida de dourado, como a luz do sol, e depois ficando quente... Reconfortantemente quente.

Coloque suas mãos sobre o chakra coronal. (As duas mãos, se puder parar de aplicar pressão com uma delas.) Seu próprio centro coronal vai, provavelmente, estar formigando e bem aberto, e seu corpo estará inundado... realmente *encharcado*... de Luz. Veja a Luz que dá vida fluir para o corpo do paciente. Não abra o chakra coronal do paciente. Isso não é preciso. A luz vai entrar diretamente nele. Você vai vê-la inundando o corpo dele.

Agora vá para os pés e suba rapidamente para as pernas... no corpo etérico, é claro. Suas mãos não vão estar frias agora... Vão estar quentes. Você está aplicando calor e aquecendo também o "suprimento astral" do paciente, usando Luz em vez de suprimento de sangue. Isso traz calor e oxigênio para o corpo, pois não se pode contar com o suprimento de sangue do paciente.

Continue a subir pelo corpo, como se estivesse fazendo um Kolaimni rápido e profundo. Mas não abra os chakras e pare freqüentemente para verificar como está o local do sangramento... para apertar e contrair os vasos sangüíneos, se necessário. Examine freqüentemente o coração. Seu batimento deve estar regular mas lento... e a essa altura ele deve estar agradavelmente fresco, não frio. Se o batimento estiver errático ou espasmódico, massageie ritmicamente o coração com as Mãos de Luz, até que o batimento se estabilize e fique regular. Se estiver frio demais... quase gelado... aqueça-o um pouco, mas não demais.

Você também estará respirando regularmente, lentamente e profundamente. Talvez uma parte de você fique assustada com a idéia de encarar uma emergência, mas, quando estiver trabalhando, o seu ser não sentirá medo ou nervosismo algum. Estará calmo e cheio de uma grande paz. Todo o seu ser... não apenas as mãos... saberão exatamente o que fazer. Ao falar do seu ser inteiro, estou me referindo a *todos* os seus corpos... e não apenas aos *seus* corpos, mas também aos corpos do paciente, que estarão trabalhando com você. Se o seu paciente deve permanecer "encarnado", seus corpos... sua alma... farão o possível para preservar o corpo carnal, fazendo-o voltar ao seu estado normal o mais rápido possível.

Agora você estará respirando profundamente e com tranqüilidade, em parte para estabelecer um ritmo e também porque o seu próprio corpo estará cheio de Luz e Vida... do próprio sopro da vida. Você estará passando, através de todos os chakras de todos os seus corpos, uma corrente de Vida, de Luz e de Amor, além de sua própria respiração, cheia de oxigênio. Se o corte for *muito* profundo e sério, o paciente sob seus cuidados pode entrar numa espécie de estado de transe... quase um estado de iogue... com a respiração muito curta e o batimento cardíaco muito lento. Mas, com o tratamento que está recebendo, sua pele deve permanecer quase da cor normal, não pálida como cera. Depois que o aquecer, a pele voltará à temperatura normal, perdendo a frieza e a viscosidade provocadas pelo choque. Se o calor e a Luz que você está transmitindo forem muito fortes, o rosto dele pode ficar quente e um pouco vermelho.

Quando terminar o trabalho, dos pés até o chakra coronal... examinando repetidas vezes o local do ferimento e o coração... o sangramento deverá estar controlado e talvez tenha até parado totalmente.

Depois de encher o chakra coronal de Luz, com o sangramento já sob controle, deslize suas Mãos de Luz até o coração e aqueça-o um pouco, bem devagar. Examine o local ou locais do sangramento.

Se o sangramento não aumentou, aqueça o coração um pouco mais, até que chegue à temperatura normal. Quando ficar aquecido, vai retomar o seu batimento normal. Se o sangramento recomeçar, esfrie um pouco o coração... provavelmente não vai precisar esfriá-lo muito... até o sangramento diminuir ou parar de novo. Então, comece a aquecer mais uma vez o coração, até conseguir fazê-lo voltar ao normal sem que o sangramento aumente ou comece outra vez.

Pode ser necessário colocar as mãos sobre a área ferida por alguns momentos... isso também ajuda a controlar o sangramento.

Às vezes, a respiração do paciente não se acelera como o batimento do coração. Se acontecer isso, coloque as mãos sobre os pulmões. Talvez você ache melhor entrar no corpo e, com o punho de sua Mão ou Mãos de Luz, aplicar pressão sobre o lado de fora do pulmão... para cima... para baixo... como a respiração artificial, mas muito mais suave. O paciente pode dar alguns suspiros profundos e começar a respirar normalmente.

Agora, vá para o local do ferimento e, usando um movimento suave, para cima e para baixo, deixe que a veia ou a artéria e os vasos contraídos relaxem. Se o sangramento recomeçar, contraia-os novamente. Solte-os depois de uns vinte segundos e tente outra vez.

Quando a hemorragia do ferimento parar, examine o cérebro básico do paciente e, se necessário, deixe entrar um pouco de Luz. Só um pouco é o suficiente, pois o corpo inteiro está cheio de Luz. Quando examinar o cérebro básico, veja se todas as partes do corpo estão funcionando normalmente... Enquanto você estiver concentrado no cérebro básico, seu terceiro olho vai lhe mostrar o que não está funcionando bem. Se algumas partes do corpo não estiverem funcionando direito, vá até elas e aplique a Luz que cura. Logo essas partes estarão coordenadas com o resto do corpo.

Volte para a área do ferimento. Se houver tecidos rompidos, ponha seus Dedos de Luz dentro do ferimento e junte-os. Veja a Luz que cura ligar os tecidos, camada por camada. Trabalhe do fundo do ferimento para cima... depois passe a mão sobre a superfície do ferimento, no nível epidérmico externo, e veja-o curado e saudável. Se ainda estiver consideravelmente aberto, coloque se possível uma bandagem fisicamente leve sobre ele... especialmente se houver sujeira e poeira no ar. Se não conseguir uma bandagem, ou se o ar estiver limpo, deixe o ferimento descoberto. Ele vai sarar rapidamente. É claro que você deve colocar uma bandagem de *Luz* sobre o ferimento, seja qual for a condição do ar, e mandar o paciente para um médico ou para um pronto-socorro para ser examinado.

Ferimentos dentro do corpo

Há alguns pontos que ainda não discutimos. Até agora, só lidamos com ferimentos superficiais. No caso de ferimentos internos, entre no corpo e lide com o ferimento da mesma maneira que fez com os ferimentos superficiais.

Se encontrar um órgão abalado ou rompido, segure esse órgão em suas mãos de Luz, trabalhando a Luz em volta e através dele. Você pode moldar literalmente o órgão, para que volte à sua forma normal, usando a visualização e suas Mãos de Luz. Veja-o perfeito em sua mente... e deixe que suas Mãos de Luz reconstruam essa perfeição. Você pode parar o sangramento aplicando uma pressão suave nas partes internas... mais suave do que nas partes externas. Pode também cauterizar cortes e rupturas como fez com os vasos sangüíneos... simplesmente vedando-os com suas Mãos de Luz.

Quanto a ossos quebrados, use o método de tratamento que aprendeu na lição anterior. Quando você depara com um caso de ferimento grave, os Seres de Luz — que vêm do que é conhecido como o "outro lado" — estarão sempre presentes para ajudá-lo. Além disso, você estará em conexão com a mente cósmica, de forma que lembrará mais coisas do que julga possível. Suas Mãos de Luz têm, também, um conhecimento especial próprio.

Lembre-se: há momentos em que o atendimento médico tradicional está completamente fora do seu alcance. Mas seus guias vão providenciar para que você esteja bem ali quando for necessário, e você poderá usar métodos que são baseados em tradições de milhões de anos. Boa sorte para você... mas você não vai realmente precisar de sorte. Você terá a Luz.

Como praticar primeiros socorros em você mesmo e com um parceiro

É claro que vocês não podem se cortar para depois controlar o sangramento. Bem... *poderiam*, mas não seria nada prático! Portanto, vou explicar como fazer.

Quero que você aprenda como controlar calor e frio. Por isso, pratique a entrada no corpo... primeiro no seu, depois no de seu parceiro. Sinta as veias e as artérias. Sinta a diferença entre elas. Sim, você consegue... com um pouco de prática! Aquele grande rabisco azul nas costas de sua mão, que parece um rio sob a pele, é uma veia. Em seu pulso, bem no fundo, e geralmente não muito visível, há uma artéria. É onde o médico "toma o seu pulso". No pescoço há duas grandes artérias... as carótidas. Elas pulsam com força! Ponha seus dedos no corpo carnal. É fácil senti-las pulsar.

Na curva interior do seu braço, onde enfiam a agulha quando querem tirar um pouco de sangue, há uma veia. Dá para sentir as veias com seus dedos físicos se não forem muito profundas. Elas rolam sob seus dedos, e às vezes sob a agulha, mas não pulsam. O que você sente, quando suas artérias pulsam, é o sangue sendo bombeado diretamente do coração. É por isso que é mais perigoso cortar uma artéria do que uma veia. O fluxo de sangue nas veias é mais lento, pois eles levam o sangue de volta para o coração. Mas eu estou fugindo do assunto.

Comece este exercício prático sentindo as veias e as artérias... percebendo as sensações diferentes que provocam... o tipo de energia física diferente que transportam. As artérias levam sangue limpo, cheio de oxigênio, do coração para o resto do corpo. No caso de uma artéria, você sempre sente o ritmo do bombeamento do coração.

As veias são mais lentas e mais calmas. Levam o sangue de volta para o coração, para a limpeza e reoxigenação necessárias. Nesse momento, não contraia os vasos sangüíneos, mas pode aplicar uma leve pressão diretamente sobre eles com suas Mãos de Luz... muito, muito delicadamente. Relaxe imediatamente a pressão. Faça isso em você mesmo... não no seu parceiro, por enquanto.

Deixe que suas Mãos de Luz fiquem frias ao tocar uma veia... Perceba a sensação. Aqueça-a só um pouco... até a temperatura normal do corpo... suavemente... e suavemente volte à temperatura normal. Você vai usar a mesma técnica de resfriamento com as artérias. Mas, para praticar, vamos usar uma veia, pois ela volta à temperatura do corpo antes de o sangue chegar ao coração, mesmo que você não tenha conseguido aquecê-la o suficiente.

Agora sinta o coração... segure-o suavemente. Dessa vez, não o resfrie ou contraia... só se acostume ao seu ritmo. Você vai tomar consciência de que sabe e pode acelerar esse ritmo ou torná-lo mais lento quando precisar.

É importante que você saiba controlar calor e frio... Por isso, vamos praticar agora como esfriar o seu corpo. Mantenha suas Mãos de Luz no corpo etérico sobre a sua coxa... Sinta-a fria... Depois a aqueça. Faça a mesma coisa em seu abdômen... Esfrie... Depois aqueça. Pratique em todo o corpo... esfriando... aquecendo... só uma pequena parte por vez. Continue até se sentir à vontade ao fazer isso.

Agora, com as mãos no corpo etérico, você pode praticar num parceiro. Esfrie-o... depois aqueça-o até que volte à temperatura normal.

Você pode passar por todos os estágios dos primeiros socorros em você mesmo... por todos, *EXCETO deixar mais lentos o coração e a respiração, ou fazer respiração artificial nos pulmões.*

É claro que você não tem pontos de sangramento nem ossos quebrados, mas já praticou e sabe como tratá-los.

Se pedir "paz, pureza e obediência" e for muito delicado, você não vai sentir desconforto algum, mas pode sentir sensações estranhas. Seus próprios Mestres de Luz estarão por perto, orientando-o e ajudando-o. Vá devagar e com calma... e não tenha medo. Se estiver diante de um ferimento real, fará muitas dessas coisas que ensinei de maneira muito natural... até mesmo automática.

Procedimento dos primeiros socorros (Ferimento grave — Envolvimento total do corpo)

1. É importante, ao lidar com sangramento e choque, usar os procedimentos comuns de primeiros socorros. Quando houver um sangramento sério, aplique uma pressão firme no corpo carnal, diretamente sobre o corte ou um pouco acima dele, do lado mais próximo do coração. Se uma artéria foi cortada, o que é indicado por sangue vermelho brilhante, que jorra em jatos, pode ser necessário usar um torniquete... que deve ser afrouxado com freqüência para evitar maiores danos aos tecidos.

2. Quando começar a aplicar esses métodos físicos, envolva *imediatamente* o corpo do paciente em Luz que cura. Peça "paz, pureza e obediência" e reze para que suas mãos se encham da Luz que cura.

3. Com uma das mãos aplicando pressão física ou segurando o torniquete, coloque a outra mão no corpo etérico, sobre o ferimento. Veja a Luz fluir da palma da mão e dos dedos e envolver todo o ferimento, fechando os vasos rompidos na área imediata.

4. Acalme a pessoa ferida, contando o que está fazendo. Diga que a hemorragia está diminuindo, parando.

5. Ainda aplicando pressão com uma das mãos físicas, ponha suas Mãos de Luz dentro do corpo até tocar o coração e, com movimentos rítmicos suaves e firmes, deixe mais lento seu batimento. Você precisa enviar muito frio para dentro... quase um frio ge-

lado, que passa pelas suas mãos para ajudar a diminuir o batimento cardíaco.

6. Agora que o coração está mais lento, volte ao local do ferimento. Examine os vasos sangüíneos e contraia-os ainda mais se o fluxo de sangue não tiver diminuído consideravelmente. Continue a acalmar a pessoa ferida. Erga o membro ferido se for necessário.
7. Para evitar o choque, erga os pés do paciente e cubra-os, se possível, com um cobertor. Se não for possível, visualize a Luz em torno deles ficando levemente tingida de dourado... como a luz do sol... reconfortante e quente.
8. Coloque as mãos sobre o chakra coronal... as duas mãos, se uma delas não estiver ocupada aplicando pressão. Veja a Luz que dá vida fluir de suas mãos para o corpo do paciente. Se não conseguir desocupar uma das mãos, visualize a Luz enchendo o corpo do paciente.
9. Vá para os pés e, no corpo etérico, vá subindo as mãos rapidamente pelas pernas. Você estará aplicando calor através de suas Mãos de Luz, fornecendo calor e oxigênio para o paciente.
10. Continue a subir pelo corpo fazendo um Kolaimni rápido e profundo, mas não abra os chakras. Pare freqüentemente para examinar o local do sangramento. Contraia os vasos sangüíneos, se necessário. Além disso, examine constantemente o coração. Ele deve estar batendo devagar, mas com regularidade, e deve estar agradavelmente fresco. Se o batimento estiver errático ou espasmódico, massageie-o ritmicamente com as Mãos de Luz até que o batimento fique novamente regular. Se estiver frio como gelo, aqueça-o um pouco, mas não demais.
11. Você vai estar respirando profundamente e com calma, para estabelecer um ritmo e passar uma corrente de Vida, Luz e Amor... e sua própria respiração cheia de oxigênio... para o paciente. Essa transferência será feita através da Luz.

12. No chakra coronal, com o sangramento controlado, ou quase controlado, deslize suas Mãos de Luz em volta do coração e aqueça-o um pouco, lentamente. Examine o local do sangramento. Se o sangramento não aumentou, aqueça um pouco o coração, até que volte à sua temperatura normal. Quando estiver aquecido, vai retomar seu batimento normal.

13. Se o sangramento recomeçar, esfrie um pouco o coração, até que o sangramento diminua ou pare outra vez... e, então, recomece a aquecer o coração até que consiga fazê-lo voltar à temperatura normal sem que o sangramento aumente ou recomece. O sangramento também pode ser controlado se você colocar as mãos sobre o local do ferimento e enviar Luz para dentro dele.

14. Se o aumento do ritmo respiratório não acompanhar o do coração, é bom entrar nos pulmões com o punho de suas Mãos de Luz e, do lado de dentro dos pulmões, aplicar pressão e relaxamento alternados... como uma respiração artificial... até que o paciente comece a respirar normalmente. Lembre-se de ser muito delicado.

15. Vá para a área do ferimento e, com um movimento suave para baixo e para cima, faça a veia ou artéria e os vasos sangüíneos relaxarem. Se o sangramento recomeçar, contraia-os novamente... e, depois de uns vinte segundos, solte-os outra vez. A essa altura, a cura já deve ter começado.

16. Quando a hemorragia parar, examine o cérebro básico e, se for necessário, envie um pouco de Luz para ele. Faça um "exame com o terceiro olho" para ver se todas as partes do corpo estão funcionando normalmente. Se não estiverem, aplique onde for necessário a Luz que cura.

17. Volte ao local do ferimento. Se houver tecidos rompidos, coloque suavemente seus Dedos de Luz dentro do ferimento e junte-os com delicadeza. Veja a Luz unir o tecido de baixo para cima... camada por camada. Passe a mão pela superfície do ferimento e veja-o curado e saudável.

18. Ponha uma leve bandagem de Luz sobre o ferimento, seja qual for o seu estado, e uma leve bandagem física se o ferimento continuar consideravelmente aberto ou se houver sujeira e poeira no ar. Se não tiver uma bandagem à mão, *não se preocupe*. O ferimento vai sarar rapidamente.

19. No caso de ferimentos internos, trate-os da mesma maneira que tratou ferimentos visíveis do lado de fora. Localize-os com o Terceiro Olho e use suas Mãos de Luz. Se encontrar um órgão rompido, pegue-o em suas Mãos de Luz e trabalhe a Luz em torno e através dele. Você pode, suavemente, moldar o órgão para que ele volte à sua forma normal, usando a visualização e suas Mãos de Luz. Pode também cauterizar cortes e rupturas internas como fez no caso dos sangramentos superficiais, simplesmente vedando-os com suas Mãos de Luz.

20. Ofereça uma prece por essa maravilhosa dádiva de Vida, Luz e Amor que você optou por aceitar e compartilhar.

Memória coletiva (medo)

Alguma vez você se sentiu extremamente tímido... quase paralisado pelo medo?... ou pouco à vontade ao precisar fazer alguma coisa à toa, perguntando-se por que se sentia assim? Todos nós já tivemos o mesmo problema. Isso vem do medo da rejeição... de não ser "bom o bastante". É parte da memória combinada... ou memória coletiva... de vidas vividas por toda a raça humana.

Desde o início, quando fomos mandados embora da tribo para vaguear sem comida, sem fogo ou abrigo por ter desobedecido suas leis ou perturbado seus costumes... essa memória coletiva do medo tem sido reforçada a cada geração, à medida que as civilizações foram se desenvolvendo. Os habitantes da Terra sempre foram um povo tribal... seres comunitários, por assim dizer. Até mesmo aqueles que tiveram sua origem em outro tempo ou lugar herdaram, ao assumirem o corpo e a mente terrenas, essa memória celular... ou memória coletiva, se você preferir chamá-la assim.

Desse modo, a partir do homem primitivo, o medo de ser um proscrito tem sido reforçado... constantemente reforçado... através das gerações. As pessoas fracas, que não agradavam... que ameaçavam os costumes... eram escravizadas, queimadas, tratadas pior que animais, acorrentadas, espancadas, expostas às intempéries para morrerem quando ficavam doentes, aleijadas ou velhas. Bebês indesejados... uma criança muito fraca... um bebê do sexo feminino... gêmeos... todos foram jogados de lado, dependendo da cultura. Isso é feito em nossos tempos, quando são tomadas decisões a respeito de bebês retardados ou deformados. Cada uma dessas experiências torna-se parte da memória de massa... da memória da Terra.

Com isso em mente, é fácil perceber por que você... todos nós... pode se sentir terrivelmente inseguro e com medo de fazer a coisa errada da maneira errada... de não ser *bom* o suficiente. É fácil perceber por que estamos constantemente julgando as pessoas com quem entramos em contato, especialmente as que têm o mesmo tipo de trabalho ou estão na mesma situação que nós. Elas são *melhores* do que nós? Você é *melhor* do que elas? É muito importante que você examine os julgamentos à luz dessa antiga memória. Porque houve tempos de fome, em que apenas alguns poucos... os melhores... da tribo conseguiam se alimentar. Não havia o suficiente para todos.

Havia migrações tribais e marchas de escravos, quando ou você ou o homem ao seu lado estavam sujeitos a receber uma pancada na cabeça, dependendo de quem era o mais forte, o mais jovem, o melhor, o mais hábil ou o mais deficiente. O versículo da Bíblia que diz que quando há duas mulheres juntas, uma deve ser tomada e a outra deixada para trás... evoca de perto essa memória. É fácil perceber por que medimos constantemente o nosso valor pelo valor dos outros.

Quando achamos que somos melhores, sentimos um grande triunfo... e desprezo pela outra pessoa. Quando achamos que não somos tão bons... ficamos deprimidos, ciumentos e amedrontados.

Essa memória está por trás de todo o esforço feito para conquistar mais bens materiais que o vizinho... para ser o melhor, o mais rico, o mais esperto. Está por trás de todas as disputas de atletismo ou de beleza... Na verdade, está por trás de *todas* as disputas. É por isso que odiamos e tememos os efeitos visíveis da idade. *Os velhos enfraqueciam a tribo e eram deixados de lado para morrer*. É por isso também que odiamos que riam de nós. As pessoas riam de alguém que era espancado até a morte ou expulso da cidade. Riam da deformidade ou da diferença, porque rir era uma maneira de dizer "Ele! Eu não!" Mas, a risada sarcástica é simplesmente outra manifestação do medo... gritos de terror, pois da próxima vez pode ser *você*. É também uma maneira de tentar mostrar ao mundo que você está do outro lado da cerca... do lado dos vencedores. A risada constrói uma parede entre você e o proscrito.

Isso foi descrito em detalhes, para mostrar a você a razão de um fenômeno muito comum. Algumas pessoas dominaram, aparentemente, o medo que vem da memória coletiva e parecem seguras a maior parte do tempo. Outras estão sempre paralisadas, realmente paralisadas, pelo medo disfarçado em timidez. As únicas pessoas que conseguem escapar disso tudo são aquelas que não pensam em si mesmas. O Mestre Jesus falou muito sobre isso e disse para confiarmos nele, que Ele cuidaria de nós. À Luz desse conhecimento, muitos versículos da Bíblia adquirem um novo significado.

Então... não se preocupe com a sua vida. Você vai crescer nessa confiança perfeita que é a liberdade de todos os medos... passados, presentes e futuros. Nossa segurança está baseada no lugar onde não há tempo... passado, presente ou futuro.

No meio-tempo, ao depararmos com uma situação que provoca timidez, é bom saber que estamos reagindo ao estímulo do medo e, numa situação real, como a de fazer um discurso ou participar de uma disputa... a taxa de adrenalina aumenta em nosso sangue, nosso coração bate mais forte, a boca fica seca e sentimos vontade de sair correndo. Nós nos sentimos incapazes de lidar com a situação. Quando isso acontece, é liberada na nossa corrente sangüínea uma substância produzida pela glândula pituitária. Na verdade, ela é um dos menores componentes da adrenalina, que gostamos de chamar de *Nalko*.

A pituitária é a glândula mestra, e é ela que diz qual substância e quanto dessa substância deve ser liberada pelas outras glândulas. Isso a que chamamos Nalko prepara o corpo inteiro para um estado de defesa... e alerta, podendo variar de intensidade, conforme sua própria sensibilidade. Ele provoca vários sintomas diferentes, desde suor nas mãos até uma imobilidade quase total. Pode também fazer com que você deixe escapar a coisa errada porque está se esforçando tanto para dizer a coisa certa, ou fazer com que fale demais ao tentar sair de uma situação. Pode fazer com que você não concorde em ir a uma festa, que odeie se colocar numa situação em que será notado ou em que precisará competir com outras pessoas.

Todos nós relaxamos em certas situações especiais e somos geralmente muito sensíveis a essas situações especiais por causa da memória cármica ou de experiências anteriores. Por exemplo, se raramente você tem medo de dar aulas, pode ter tido uma vida passada em que deu aulas com sucesso. Você aprendeu que ensinar não o coloca em risco de ser proscrito, mas lhe traz mais aceitação por parte do grupo. Seu corpo, com sua memória coletiva celular, aprendeu a não liberar Nalko nas situações em que precisa ensinar.

Mas, ao deparar com uma situação que *não* foi superada previamente e que acorda os velhos medos tribais, Nalko entra na corrente sangüínea e o deixa pronto para a defesa. Você fica estimulado e nervoso. Pode tentar se esconder no silêncio ou ser apenas um no meio da multidão para passar despercebido... ou você se vangloria, faz fanfarronices e brincadeiras inadequadas para provar que é melhor do que os outros ou, pelo menos, faz parte do grupo que "está por dentro". A própria idéia de grupo "que está por dentro" tem bastante significado, não tem?

Compreenda: Nalko não é ruim quando é segregado em ocasiões apropriadas. Pode lhe dar aquela confiança a mais, para que você faça um bom discurso ou reaja de forma apropriada. Dentro dos limites do bom senso, é sensato importar-se com o que os outros pensam de nós, e Nalko nos mantêm alertas. Além disso, os velhos medos tribais não são inteiramente maus, pois fazem com que as pessoas de uma certa cultura se esforcem para dar o melhor de si para essa cultura.

Mal-usados, os medos tribais levam à agressão e à opressão... e Nalko, mal-usado ou descontrolado, pode levar à timidez, à falta de eficiência, à infelicidade e ao desconforto.

Então, o que fazer com isso? Se é você mesmo que precisa da cura, sente-se na posição de meditação. Peça *Paz, Pureza e Obediência...* e dessa vez enfatize a Paz. Abra seu chakra coronal. Sinta a Luz entrar na sua cabeça, até a glândula pituitária. Não se concentre na glândula, pois isso criaria um efeito muito forte. Veja, apenas, a Luz de Paz enchendo toda aquela parte do seu cérebro, envolvendo a pituitária e saindo para o terceiro olho.

Coloque as mãos sobre o terceiro olho e deixe-as pairar. Você vai sentir a Luz passar pela sua cabeça e encher seu terceiro olho com um brilho frio e confortável. Na verdade, vai se sentir como se estivesse com um halo... E é verdade... porque a Luz vai cercar sua cabeça, às vezes à distância de uns trinta centímetros, e algumas pessoas conseguem ver esse brilho. As pessoas que vêem a aura certamente conseguem.

Agora, com as mãos ainda sobre o terceiro olho, veja tudo como Uma coisa só. Para essa cura, não pense em diferenças... medite simplesmente sobre a *Unidade* de tudo.

Relaxe... tudo o que você tem a fazer é trazer a Luz de seu chakra coronal através do cérebro até o meio da testa, onde está o terceiro olho. Faça as mãos pairarem sobre o terceiro olho e sinta a Luz passando através dele e envolvendo sua cabeça. Então, fique quieto por alguns instantes, com as mãos pairando levemente sobre o terceiro olho.

Pense *Tudo é um*, ou, se preferir, fique em silêncio, pensando na Luz. Não force. Não tente ver ou fazer seja o que for. Você pode ter sensações maravilhosas e ver imagens muito bonitas, mas se isso não acontecer... *não se preocupe*. Você ainda está recebendo o que lhe falta: uma libertação do medo e da autoconsciência, ensinando seu corpo a não ser tão sensível a ponto de segregar Nalko, ou de liberá-lo na corrente sangüínea quando não é necessário.

Quando estiver pronto, feche o chakra do terceiro olho. Seu centro coronal ainda estará aberto, mas você pode fechá-lo parcialmente se quiser. Abra o chakra do coração e encha-o de Luz, dizendo suavemente "amor... amor" para você mesmo enquanto sente a Unidade composta de Luz, Vida e Amor.

Feche o chakra do coração e deite-se de bruços. Se estiver trabalhando com outra pessoa, faça suas mãos pairarem, uma de cada lado da base da coluna, acima dos rins. Se estiver trabalhando em si mesmo, coloque suas Mãos de Luz acima do chakra coronal, abrindo-o outra vez se o tiver fechado parcialmente, e veja a Luz ir para as glândulas adrenais.

Mantenha a Luz ali por alguns momentos e pense "paz". Faça a Luz subir pela espinha até o cérebro básico com breves movimentos rítmicos. Mantenha uma das mãos sobre o chakra coronal e a outra sobre o cérebro básico. Devagar e com calma, encha o cérebro básico de Luz.

Quando terminar, feche o centro coronal e fique — ou faça seu paciente ficar — deitado calmamente, deixando a Luz embeber todo o corpo. Faça uma prece silenciosa de agradecimento por tudo o que recebeu. Talvez se sinta alegre, mas é mais provável que se sinta muito, muito confortável... sonhador e sonolento. Se puder, durma um pouco. Se estiver com muitos problemas por causa da timidez e da autoconsciência, pode fazer isso uma vez por semana, até conseguir controlar a superestimulação das glândulas. Se não, faça quando achar que é necessário.

Memória coletiva (medo)

1. Peça "paz, pureza e obediência..." e, dessa vez, enfatize a Paz.
2. Abra o chakra coronal. Sinta a Luz entrando na cabeça, envolvendo a glândula pituitária e enchendo toda aquela parte do cérebro. Então, faça a Luz sair para o terceiro olho.
3. Deixe as mãos pairarem sobre o centro do terceiro olho. Sinta a Luz passar pela cabeça do paciente, enchendo o chakra do terceiro olho com um brilho frio e confortável. Visualize o paciente com um halo de Luz.
4. Ainda com as mãos sobre o terceiro olho, veja tudo como Uma coisa só. Medite sobre a Unidade de tudo. Você está ensinando o eu a superar o medo que vem da consciência coletiva e ensinando o corpo a não ser tão sensível a ponto de segregar Nalko em excesso, quando não é necessário. Quando estiver pronto, feche o chakra do terceiro olho. Você pode fechar parcialmente o chakra coronal se desejar.
5. Abra o chakra do coração e encha-o de Luz, dizendo silenciosamente "amor... amor", enquanto sente a *Unidade* composta de Luz, Vida e Amor. Feche o centro do coração.
6. Faça o paciente se virar de costas e deixe suas mãos pairarem de ambos os lados da base da espinha, acima dos rins, sobre as glândulas adrenais. Se estiver trabalhando em si mesmo, reabra simplesmente o centro coronal, se ele estiver fechado, e veja a Luz ir para as glândulas adrenais.

7. Mantenha a Luz nas glândulas adrenais e pense “paz”.

8. Faça a Luz subir pela espinha até o cérebro básico, com breves movimentos rítmicos.

9. Coloque uma das mãos sobre o chakra coronal e a outra sobre o cérebro básico. Devagar e com calma, encha o cérebro básico de Luz. Depois disso, feche o chakra coronal e deixe a Luz embeber sem corpo inteiro.

10. Faça uma prece silenciosa de agradecimento e descanse na Luz. Se continuar a ter problemas por causa da autoconsciência e da timidez, esse tratamento pode ser feito uma vez por semana, até conseguir controlar a superestimulação das glândulas. Se não, faça apenas quando achar necessário.

Notas para o meu uso

Cura a distância (candelabro)

Você já deve ter percebido que, desde que começou a curar, o número de pessoas que o procuram, ou são indicadas por alguém para tratamento de Luz "a distância", cresceu tremendamente. Como agora você já está acostumado a fazer cura a distância, vou lhe mostrar como fazer várias curas ao mesmo tempo.

Prepare-se como sempre, pedindo "paz, pureza e obediência". Faça tudo como se estivesse praticando um Kolaimni a distância em alguém, *até* chegar ao ponto em que envia um facho de Luz do seu chakra solar para o chakra solar do paciente. Agora, quando o facho de Luz estiver a meio caminho entre seu corpo e os corpos dos pacientes, deixe que ele se ramifique. Ele vai parecer um candelabro com muitos braços... porque o primeiro facho vai se ramificar em fachos que irão, cada um, para o corpo de cada paciente que estiver tratando. Faça o Kolaimni múltiplo exatamente como se estivesse trabalhando com um só recebedor, usando seu corpo ou um corpo de Luz como o corpo-matriz com o qual trabalhar... Você também vai trabalhar com os corpos dos pacientes.

Quando terminar, feche cada chakra solar e deixe a Luz voltar para o seu próprio corpo. Na verdade, você pode trabalhar com quantas pessoas quiser de cada vez, mas é melhor começar com poucas até se sentir à vontade, e então acrescentar mais algumas quando estiver preparado.

Com a prática, pode fazer coisas específicas... como alívio da dor, cura emocional e coisas desse tipo. Mas, no início, é melhor fazer as curas *especializadas* uma a uma... especialmente as emocionais. Quando começar a ramificar para fazer curas específicas em grupo, tome cuidado para que os problemas específicos dos pacientes sejam iguais. Não é difícil fazer vários tratamentos para alívio da dor ou duas ou três curas emocionais ao mesmo tempo. Resfriado, indigestão, energia, preocupação, relaxamento... tudo isso pode ser feito em grupo, contanto que você não misture as doenças.

Curas mistas podem ser feitas... mas só depois de muita prática e conhecimento. Quando chegar a esse ponto, os Seres de Luz o guiarão para que faça a coisa certa. Freqüentemente, você vai trabalhar num "Ser de Luz" e, quando as necessidades de uma pessoa em particular se tornarem evidentes você fará o trabalho de Luz apropriado, e a Luz enviará essa modalidade de cura àquele que tem necessidade dela.

Quando terminar, pode se sentir um pouco fraco ao se levantar... especialmente se não estiver acostumado a fazer curas múltiplas de uma só vez.

Você só precisa ficar deitado calmamente por alguns momentos depois de ter terminado a cura, deixando seu corpo absorver a Luz. Verifique se todos os seus centros estão fechados e agradeça por ter recebido o dom de curar. Se achar que precisa, faça uma limpeza ou tome um banho calmante de água salgada.

Cura a distância (candelabro)

1. Peça "paz, pureza e obediência".

2. Prepare-se como se fosse fazer uma cura a distância comum.

3. Quando o facho de Luz que você envia do seu chakra solar estiver a meio caminho entre o seu corpo e os dos seus pacientes, deixe que ele se ramifique, ficando parecido com um candelabro de vários braços... indo cada facho para o chakra solar de cada paciente.

4. Você pode usar a si mesmo, ou um "corpo de Luz", como corpo matriz para as curas. Enquanto trabalha, mantenha todos os pacientes na sua consciência.

5. Você pode fazer tantas modalidades de cura quantas forem necessárias, mas, no início, deve agrupar as curas semelhantes, antes de *você* se ramificar em curas de vários tipos. Além disso, é melhor começar com duas ou três pessoas em seu candelabro e, à medida que for ficando mais à vontade com essa técnica, vá acrescentando mais algumas.

6. Quanto tiver terminado as curas, feche o chakra solar de cada paciente e deixe a Luz voltar para o seu corpo. Feche o seu próprio centro.

7. Ofereça uma prece especial de bênção e faça a limpeza como achar que é necessário.

Globo de Luz

Neste livro, você aprendeu muitas coisas sobre como entrar no corpo humano com suas Mãos de Luz... Mas nessa meditação você vai aprender alguma coisa sobre como *entrar na Luz* que há dentro de você. Ela não apenas o leva mais para o fundo, mas o eleva e é outro estágio... um estágio importante... em direção à liberdade de Luz que é seu direito inato!

Fique numa posição confortável para meditação. Respire profundamente e peça "paz, pureza e obediência". Você já deve ter percebido que essas três palavras não são apenas uma prece, mas um dispositivo detonador que permite que você relaxe e aceite a Graça que recebeu.

Abra seu centro do terceiro olho e fique quieto... com os olhos fechados. Espere... descontraído e o mais confortável possível. Às vezes, ao começar este exercício... e é mais do que um exercício... você se sente cansado e tenso, ou tem alguma outra emoção que perturba... Mas isso melhora logo.

Lentamente... (ou às vezes de repente)... veja um globo grande e claro. Vai parecer que é feito de uma substância quase transparente, como vidro ou plástico, mas diferente. É sólido... *realmente* sólido. Você pode senti-lo e tocá-lo.

Suba até o globo, descubra uma porta e entre por ele. Do lado de dentro, aparentemente preso à própria esfera, há um pequeno banco... alguns dizem que ele é mais para se recostar do que para se sentar. Sente-se ou recoste-se nesse banco e relaxe.

Logo você vai perceber que o globo está se enchendo de Luz... Luz Celestial brilhante, turbilhonante. Provavelmente, no início, você vai ver as cores do arco-íris turbilhonando através dessa linda Luz. Depois, elas vão se misturar à clara Luz divina... a Luz branca e gloriosa, que é composta da pura essência de todas as cores do Universo.

Essa é uma radiância que vai muito além de tudo o que você já viu... e é totalmente Luz, Vida e Amor. Ela não está apenas viva... ela *é* Vida. Não apenas ama... *é* Amor. E é Luz... *é* Luz!

Agora, perceba que a Luz não está apenas fora, mas também *dentro* de você. Você está repleto dela. Comece lentamente a flutuar nessa Luz e torne-se parte dela... assim como ela é parte de você. Conserve a sua consciência mas, como o Ser Divino está na sua consciência... Torne-se lentamente parte da Consciência Divina. Seu corpo parece ter-se derretido. Você é parte da Luz brilhante. Finalmente, nada o separa dela... E então, perceba que o globo externo também desapareceu... pois era apenas uma ilusão de forma colocada ali para que você gradualmente pudesse, com conforto e naturalidade, fazer sua transição da forma para a pura Luz.

Enquanto estiver fora da forma e dentro da pura Luz, suas experiências serão suas... e o Amor divino, que o ama, o guiará de glória em glória.

Quando for a hora, volte do estado de pura Luz, completamente livre da forma... para a esfera da forma. E, sendo parte da Luz na esfera da forma, volta para o seu corpo... apesar da forma não o impedir de ser parte da Luz, e da forma não impedir a Luz de ser parte de você... ela vai permanecer com você... ficando mais forte e mais conscientemente duradoura cada vez que você passar por essa experiência.

Você vai, é claro, voltar para o seu quarto ou para o lugar em que começou. Fique em silêncio. Agradeça... até chegar o momento de levantar e seguir seu caminho.

Você vai levar a Luz com você e as pessoas vão ter consciência disso e vão usar essa Luz para enxergar. Isso não é uma tarefa... é um privilégio divino.

É você tornando-se Um com a Luz... conscientemente... e foi para isso que você nasceu!

Encerramento

Chegamos ao fim desta seção de treinamento. Mas, na verdade, o Kolaimni nunca termina. Estamos sempre aprendendo com nossos Mestres de Luz. Às vezes, esses mestres são Entidades de Luz belas e iluminadas e, às vezes, são nossas próprias Mãos de Luz, belas e iluminadas... mas o treinamento continua sempre, e não poderia ser de outra maneira.

Tenho *só* mais uma coisa a dizer... (o fato de eu ter *só* "*mais uma*" coisa a dizer é a coisa mais fantástica que vocês ouviram hoje)... Bom, é assim mesmo. Seja qual for a cura que vocês forem chamados a fazer... seja para onde for que suas Mãos de Luz os conduzirem... vocês são verdadeiros Agentes de Cura e vão se sair bem. Por isso... *não se preocupem!*

Luz e Vida de sua professora,
que os ama individualmente,
coletivamente e como Um.

Glossário

Cérebro básico — O tecido nervoso, na base do cérebro, que controla a respiração, a circulação e outras funções involuntárias do corpo. Esse cérebro às vezes é chamado de cérebro primitivo ou reptiliano. Órgãos semelhantes a ele são, ainda hoje, encontrados em formas inferiores de vida. É a ligação que temos com o nosso passado físico.

Figura do oito celestial — Forma alongada e horizontal do oito. Tem a mesma forma do simbolismo matemático para o infinito.

Kundalini — A força primal, ativa na base da espinha.

Lothar — Mestre-Espírito canalizado por Patricia Garza (Mechi).

Luz — A vibração visual mais alta do universo. À medida que os níveis de vibração aumentam, tornam-se mais semelhantes à vibração da Totalidade. Essas vibrações são multidimensionais e uma manifestação da unidade de tudo. Quando os níveis de vibração se tornam mais baixos, podem se manifestar como físicos.

Luz de Cristo — A luz da Totalidade, independente de religião ou credo.

Mechi — Nome dado a Patricia Garza por Lothar. Significa "Amada" na língua da Atlântida.

Mente coletiva — A consciência coletiva.

Visualização — Visão provocada por estímulos não-físicos. Às vezes diz-se: ver com "o olho da mente" ou ver com a "visão do terceiro olho". É visão real. Não precisamos construir imagens, como se estivéssemos construindo formas-pensamento. Simplesmente nos permitimos confiar em indícios não-físicos que recebemos e, então, permitimos que o terceiro olho transmita uma reação visual — ou tátil — ao nosso cérebro.

MÃOS DE LUZ

Barbara Ann Brennan

Este livro é de leitura obrigatória para todos os que pretendem dedicar-se à cura ou que trabalham na área da saúde. É uma inspiração para todos os que desejam compreender a verdadeira essência da natureza humana.
ELISABETH KUBLER-ROSS

Com a clareza de estilo de uma doutora em medicina e a compaixão de uma pessoa que se dedica à cura, com quinze anos de prática profissional observando 5000 clientes e estudantes, Barbara Ann Brennan apresenta este estudo profundo sobre o campo energético do homem.

Este livro se dirige aos que estão procurando a autocompreensão dos seus processos físicos e emocionais, que extrapolam a estrutura da medicina clássica. Concentra-se na arte de curar por meios físicos e metafísicos.

Segundo a autora, nosso corpo físico existe dentro de um "corpo" mais amplo, um campo de energia humana ou aura, através do qual criamos nossa experiência da realidade, inclusive a saúde e a doença. É através desse campo que temos o poder de curar a nós mesmos.

Esse corpo energético – pelo qual a ciência só ultimamente vem se interessando, mas que há muito é do conhecimento de curadores e místicos – é o ponto inicial de qualquer doença. Nele ocorrem as nossas mais fortes e profundas interações, nas quais podemos localizar o início e o fim de nossos distúrbios psicológicos e emocionais.

O trabalho de Barbara Ann Brennan é único porque liga a psicodinâmica ao campo da energia humana e descreve as variações do campo de energia na medida em que ele se relaciona com as funções da personalidade.

Este livro, recomendado a todos aqueles que se emocionam com o fenômeno da vida nos níveis físicos e metafísicos, oferece um material riquíssimo que pode ser explorado com vistas ao desenvolvimento da personalidade como um todo.

Mãos de Luz é uma inspiração para todos os que desejam compreender a verdadeira essência da natureza humana. Lendo-o, você estará ingressando num domínio fascinante, repleto de maravilhas.

EDITORA PENSAMENTO

Outras obras de interesse:

AFIRMAÇÕES PARA A CURA DE SI MESMO
J. Donald Walters (Kriyananda)

MÉTODOS DE CURA
Chakras, Raios, Cores, Cristais
Zachary F. Lansdowne

CURAR, CURAR-SE
Richard Carlson, Ph.D.
Benjamin Shield

O CAMINHO DA CURA
H. K. Challoner

OS DEUSES E A CURA
A Magia dos Símbolos e a Prática da Terapia
Peter Lemesurier

A CIÊNCIA DA CURA PSÍQUICA
Yogue Ramacháraca

CURA PELA MEDICINA NATURISTA
Dr. Jaime Scolnik

A ENERGÉTICA DA ESSÊNCIA
John C. Pierrakos

A ENERGIA CURATIVA ATRAVÉS DO TAO
Mantak Chia

A FORÇA CURATIVA DA RESPIRAÇÃO
Marietta Till

MÃOS QUE CURAM
J. Bernard Hutton

SUAS MÃOS PODEM CURAR
Ric A. Weinman

INICIAÇÃO À ARTE DE CURAR PELO MAGNETISMO HUMANO
Paul-Clément Jagot

AS ENERGIAS CURATIVAS DA MÚSICA
Hal A. Lingerman

HOMEOPATIA, CIÊNCIA E CURA
George Vithoulkas

HOMEOPATIA - Medicina para o século XXI
Dana Ullman

NOVAS DIMENSÕES DA CURA ESPIRITUAL
Frances Vaughan